AF610310

DE LA

SYPHILIS

ANOMALE GRAVE

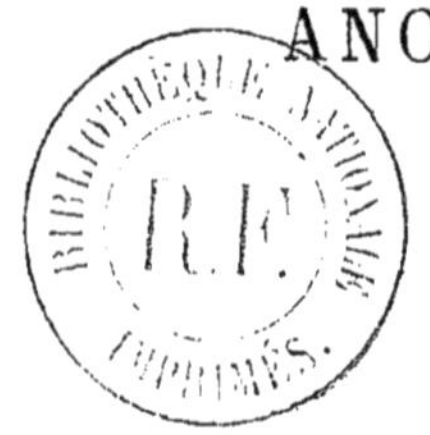

PAR

E. OTT

DOCTEUR EN MÉDECINE DE LA FACULTÉ DE PARIS

Ancien externe des hôpitaux de Paris

Médaille de bronze de l'Assistance publique

Médecin stagiaire au Val-de-Grâce

PARIS

ALPHONSE DERENNE

52, Boulevard Saint-Michel, 52

1881

A MON PÈRE — A MA MÈRE

A MES FRÈRES — A MA SŒUR

A MON BEAU-FRÈRE N. RAPET
Adjoint d'intendance

A MA NIÈCE

A MES PARENTS

A MES AMIS

A MON PRÉSIDENT DE THÈSE

M. LE PROFESSEUR FOURNIER

Médecin de l'hôpital Saint-Louis
Membre de l'Académie de Médecine

A MES MAITRES DANS LES HOPITAUX

Hommage de profond respect

M. LE DOCTEUR FERRAND

Médecin de l'hôpital Laennec
(Externat 1878, Incurables Ivry)

M. LE DOCTEUR LE DENTU

Professeur agrégé à la Faculté de Médecine
Chirurgien de l'hôpital Saint-Louis
(Externat 1879, Saint-Louis)

M. LE DOCTEUR GUIBOUT

Médecin de l'hôpital Saint-Louis
(Externat 1880, Saint-Louis)

M. LE DOCTEUR MARTINEAU

Médecin de l'hôpital de Lourcine

Témoignage de remerciement pour ses bons conseils dans ce travail.

DE LA

SYPHILIS ANOMALE GRAVE

INTRODUCTION

S'il est une affection bien commune dans les hôpitaux de Paris, c'est assurément la syphilis. Pendant toute une année passée en qualité d'externe dans le service de M. le Dr Guibout, à l'hôpital Saint-Louis, nous avons vu passer dans nos salles, des centaines de malades hommes et femmes atteints de cette affection qui à cause de sa généralité pourrait passer pour une des plus connues. Nous avons eu l'occasion d'y voir les manifestations les plus diverses de la syphilis, mais nous avons été frappé spécialement de ces cas particuliers dans lesquels la syphilis revêt en même temps qu'une marche anomale une gravité toute particulière, où elle semble s'acharner en quelque sorte après le malade pour l'entraîner à sa perte. Frappé de cet état de chose insolite, nous avons cherché à nous renseigner à ce sujet près des auteurs que l'on peut appeler classiques et bon nombre de ces livres que chacun a entre les mains, ne font pas même mention de cette forme particulière des manifestations syphilitiques. C'est autant dans le but de mettre en relief ce côté tout particulier et assez peu répandu de l'étude de la syphilis que dans celui de satisfaire notre propre curiosité que nous avons fait ce travail. Que M. le Dr Guibout qui nous a engagé à entreprendre cette étude, veuille bien accepter l'expression de toute notre gratitude.

PRÉLIMINAIRES

ÉVOLUTION ORDINAIRE DE LA SYPHILIS DANS NOS PAYS

La syphilis se présente à nous sous deux formes : ou bien elle est héréditaire ou congénitale, ou bien elle est acquise.

Cette dernière forme seule nous occupera.

La syphilis acquise a une période d'incubation qui est d'ordinaire de vingt et un jours, au bout de laquelle se manifeste toujours le chancre. Le chancre est le seul accident primitif. Tous les autres accidents prochains sont consécutifs ou secondaires : comme l'accident primitif les lésions secondaires sont contagieuses et inoculables ; comme l'accident primitif elles reproduisent un accident primitif ou chancre syphilitique et non une lésion de l'ordre des secondaires.

Le chancre syphilitique se présente sous l'aspect d'une élevure papuleuse, surmontée d'une érosion superficielle et reposant sur une base indurée. C'est une sclérose du tissu dermo-papillaire avec épaississement des parois des vaisseaux ; l'épithélium superficiel et le corps muqueux sont en partie conservés, même à la surface ulcérée ou érodée et il reste presque constamment des plaques de cellules du corps muqueux (Bernier, Doyon).

Le chancre pour n'être pas toujours visible n'en existe pas moins et son indolence le laisse souvent passer inaperçu surtout chez la femme.

En même temps que le chancre ou peu après lui, apparaît cette tuméfaction de ganglions lymphatiques que l'on a appelée adénopathie syphilitique. Elle consiste en une hyperplasie pure et simple de ces ganglions. Les follicules du tissu réticulé sont hypertrophiés, la trame conjonctive un peu épaissie, mais la charpente celluleuse du ganglion est beaucoup moins hyperplasiée que dans l'adénite strumeuse. Du reste les deux lésions coexistent fréquemment.

A ce moment apparaît la fièvre syphilitique qui n'est pas encore admise pour tout le monde mais qui existe pourtant. Elle a d'ordinaire les trois périodes de frisson, chaleur, sueur, mais on ne la rencontre pas toujours; d'autre part cette fièvre n'a pas toujours la même forme: elle sera quotidienne, tierce, quarte, elle pourra se manifester à un moment quelconque de la journée, tandis que d'autres fois elle aura ses périodes tellement accentuées, elle reviendra à des intervalles tellement précis qu'on a pu parfois croire à une fièvre de tout autre nature. Il ne faut pas rapporter à la fièvre les céphalalgies qui se montrent à cette période. Elles sont produites par des exostoses des os du crâne ainsi que les sternalgies ou autres douleurs ostéocopes.

Enfin après un temps plus ou moins long après la contagion apparaissent les syphilides cutanées. Elles se présentent sous forme de taches, papules, tubercules, pustules, ulcères, avec formation de squames et de croûtes. Le caractère spécial des syphilides résulte d'une sorte de phénomènes qui constituent la marche anatomo-pathologique de chacune de ces efflorescences et présentent trois particularités distinctes :

1° Les productions syphilitiques représentent des infiltrats cellulaires du corps papillaire et du chorion ; cet infiltrat est bien limité, dense, homogène et ne varie que par ses dimensions ;

2° Ces éléments cellulaires ne sont pas propres à une organisation durable mais rétrogardent et disparaissent par résorption ou suppuration ;

3° Ces infiltrations ont une tendance constante à s'accroître et disparaître de leur centre à leur pourtour.

C'est à la marche de ces infiltrats que sont dues les diverses variétés de syphilides. (Kaposi trad. Besnier, Doyon).

I. — Syphilides cutanées

1° S. *Erythémateuses.* — Variété : Érythème maculeux. Erythème papuleux. Souvent elles sont réunies.

Quelquefois cet érythème est franchement saillant et constitue ce qu'on appelle la roséole ortiée (Fournier).

Époque d'apparition. — De six à douze semaines après l'infection ou plus tard comme récidive.

2° S. *Papuleuse.* — Avec ses formes, miliaire, lenticulaire, orbiculaire, papulo-squameuse.

Epoque d'apparition. — (Six mois au moins après l'infection) (Bassereau, Legendre).

3° S. *Vésiculeuse.* — Variétés : à forme de varicelle, d'eczéma, d'herpès. Cette forme est rarement isolée.

Époque d'apparition. — De un à six mois après la contagion (Bassereau).

4° S. *Bulleuse.* — Forme de pemphigus non admise par tous.

Forme de rupia.

Époque d'apparition. — Deux ou trois ans ou plus après la contagion (Guibout).

5° S. *Pustuleuse.* — Formes : variole, acné, impetigo, ecthyma.

Époque d'apparition (Bassereau). — Le deuxième ou troisième mois chez les malades qui s'étaient traités. Du quatrième au cinquième, chez ceux non traités.

6° S. *Maculeuses.* — Vitiligo de Hardy. Syphilide pigmentaire (accident de transition) Follin.

7° S. *Squameuse.* — Le plus souvent, papulo-squameuse, psoriasiforme, exfoliante.

Se développe par juxtaposition de papules isolées qui se joignent plus tard par leur phériphérie, puis apparaît au centre de chaque papule une petite squame, signe très caractèristique.

8° S. *Tuberculeuse.* — Disseminée (précoce) en groupes (tardive).

Ces tubercules sont cutanés ou sous-cutanés. Ce sont des nodosités plus ou moius grosses, arrondies, mobiles d'abord, puis après leur pénétration dans le derme, fixes, ovales, élastiques, douloureuses à la pression, disparaissant par atrophie ou résorption ou suppuration.

9° S. *Ulcéreuses.* — Dues à la fonte purulente des tubercules. Elles déterminent souvent la nécrose des cartilages, des os sous-jacents.

Époque d'apparition: — De un an à cinq ans.

10° S. *Cutanées végétantes.* — Formées par des bourgeons papillomateux se développant au-dessus des papules ou tubercules excoriés ou ulcérés.

En même temps qu'apparaissent les syphilides cutanées se montrent d'autres éruptions sur les muqueuses ; on les a nommées :

SYPHILIDES MUQUEUSES

Leurs caractères sont ceux-ci :

1° Leur développement est spontané ;

2° Elles sont sécrétantes, d'où leur nom de syphilides humides ;

3° Elles ne sont pas inoculables au sujet qui les porte (Fournier) ;

4° Elles sont toutes contagieuses ;

5° Elles récidivent très facilement ;

6° Elles sont facilement curables.

M. le professeur Fournier a le premier établi une classification des syphilides muqueuses, désignées jusque-là sous le nom de plaques muqueuses. Il les divise en quatre classes :

1° *Syphilides érosives.* — Érosions superficielles du derme muqueux ;

2° *S. Papulo-érosives.* — Papules à surface érosive et sécrétante ;

3° *S. Papulo-hypertrophiques.* — Papules gigantesques déformées par l'exubérance même de leur développement et constituant des masses végétantes, de véritables tumeurs muqueuses ;

4° *S. Ulcéreuses.* — Elles entament le derme muqueux, le creusent à une certaine profondeur.

Ces syphilides apparaissent six à huit semaines après la contagion, mais peuvent apparaître beaucoup plus tard, après dix mois, un an même.

Quelques autres manifestations accompagnent quelque fois l'apparition des syphilides. Comme par exemple l'alopécie, la stomatite, l'angine, l'iritis, l'albuginite. Ces derniers accidents appartiennent plutôt à la période terminale des accidents secondaires.

Après ces lésions de là peau et des muqueuses viennent les lésions des organes qui apparaissent au moins un an et quelquefois 10, 15 ans et même 30, 40 ans après l'infection :

LÉSIONS SYPHILITIQUES DES ORGANES

Gomme des muscles, des viscères, du périoste, des os. Périostites, ostéites, caries, nécroses, exostoses, tumeurs blanches. Dégénérescence amyloïde du foie, cirrhose, mal de Bright, sarcocèle syphilitique, pneumonie, phthisie, péricardite, endocardite, myocardite, tumeurs cérébrales; compression, destruction des éléments nerveux, névralgies, hypéresthésie, paralysies.

CHAPITRE I

DE LA SYPHILIS ANOMALE

Ce qu'on doit entendre par là.

Nous venons de voir dans le tableau précédent la marche ordinaire de la syphilis. Toute dérogation à cette marche constitue une anomalie. Or les anomalies dans la syphilis ne sont pas très-rares, principalement celle où la syphilis, par suite de la succession et de la disparition rapide des accidents secondaires, semble arriver d'emblée aux accidents tertiaires. C'est cette dernière anomalie que l'on a particulièrement désignée sous le nom de syphilis maligne, galopante, précoce ou tardive selon l'époque où elle se produit. C'est le sujet qui va nous occuper principalement.

D'accord, sur ce point avec M. le docteur Martineau qui a étudié ce sujet dans ses conférences cliniques de l'hôpital de Lourcine, nous ne saurions accepter plus longtemps cette épithète de syphilis maligne donnée à l'anomalie qui nous occupe, et sous le titre de syphilis anomale, nous engloberons tous ces cas pour lesquels Bazin, Dubuc et d'autres à leur suite ont fait des classifications spéciales.

Ce n'est pas par parti pris de combattre les idées ou classifications anciennes pour les remplacer par de nouvelles, que nous nous élevons contre cette dénomination de syphilis maligne.

Nous allons justifier notre proposition. Il n'y a pas à proprement parler de syphilis maligne. Il y a une syphilis anomale qui peut être grave, mais ce n'est pas là de la malignité. Doit-on appeler maligne une syphilis dont tous les accidents prétendus malins se produisent dans des conditions nettement déterminées? Dont les accidents prétendus malins peuvent être enrayés comme par enchantement par un traitement bien approprié ? Nous reconnaîtrons volontiers une variole maligne, une scarlatine maligne, une fièvre maligne, dite pernicieuse, car ici la perniciosité est pour le praticien une énigme indéchiffrable (A Dechambre), mais la syphilis n'est pas dans ce cas. Toute anomalie peut se rattacher à une cause plus ou moins facile à découvrir mais toujours appréciable. Ces divers causes seront étudiées dans l'étiologie; mais avant d'y arriver nous allons voir dans un bref historique comment s'est comportée la syphilis depuis qu'elle a pris place dans le cadre des maladies, puis nous chercherons ensuite ce qu'elle est devenue sous les différents climats, dans les diverses régions où elle s'est répandue.

CHAPITRE II

HISTOIRE DE LA SYPHILIS ANOMALE

La syphilis anomale grave a-t-elle toujours existé ?

HISTORIQUE

Vers la fin de 1494, au moment où Charles VIII faisait la conquête du royaume de Naples, une maladie que tous les écrivains de l'époque (Commines, Guichardin, Jacques de Catane) s'accordent à regarder comme entièrement nouvelle se répandit dans les armées belligérantes, c'était la syphilis. Les Italiens et les Français s'accusèrent réciproquement de s'être communiqué le mal, ceux-ci l'appelèrent mal napolitain, ceux-là mal français. Cependant dès 1493, c'est-à-dire l'année précédente, la syphilis était connue en Auvergne, dans le Brandebourg et le Mecklembourg. Celse et Galien n'en font pas mention, ce qui porte à croire qu'elle n'existait pas de leur temps. Au contraire au commencement du xvie siècle tous les auteurs s'en occupent, c'est une maladie nouvelle. On la nomme : grosse vérole, poques (Flandre, Picardie), bubas (Espagne), gorre, et les peuples s'en accusent réciproquement.

Partout on cherche la cause première de la maladie, on l'attribue à des conjonctions planétaires fâcheuses (Gelinus G. Torella), d'autres y voient une punition du ciel

J. de Catane), d'autres la considérent comme résultant de l'accouplement d'hommes et d'animaux (Van Helmont), d'autres l'attribuent (J. Mainard), au commerce d'un chevalier lépreux avec une courtisane de Valence très en vogue qui l'aurait transmise à beaucoup de jeunes seigneurs. Plus tard on accusa les compagnons de Christophe Colomb. Or rien de tout cela n'est certain, on a discuté longtemps sur ce sujet et on discutera encore longtemps avant de pouvoir s'appuyer sur des faits sûrs, capables d'éclairer cette question. Pour chercher à prouver son existence dans les temps plus reculés, on a mentionné nombre de citations latines, de Martial, Perse et autres, mais on n'y trouve pas de caractères assez nets pour pouvoir préciser l'époque d'apparition de la syphilis. Aujourd'hui on admet généralement que la syphilis existait sans doute avant le xve siècle, mais qu'elle était très localisée. C'est seulement à la fin du xve siècle que la maladie sous l'influence de causes que nous tâcherons d'indiquer, s'étendit rapidement.

Mais ce qui est certain, c'est que les premières épidémies présentèrent un caractère de gravité extrême. Les médecins eux-mêmes évitaient non seulement la vue de ceux qui en étaient attaqués, mais ils se gardaient bien d'en approcher, ce qu'ils n'avaient jamais fait pour aucune autre maladie.

La contagiosité était telle, que en 1497 un arrêt du parlement de Paris ordonna la séquestration des malades : les personnes aisées ne doivent pas sortir de leurs maisons, les pauvres doivent se retirer dans une maison qu'on allait bâtir pour les recevoir (Parent du Chatelet).

En 1529, un des articles de l'accusation portée contre le cardinal Volsey, ministre de Henri VIII, et une des causes de sa disgrâce, c'était, dit l'acte présenté au roi, que « se sachant en proie à une horrible maladie contagieuse, il venait chaque jour vers votre grandeur répandre dans votre oreille ou sur votre très noble grâce, le souffle empoisonné de son haleine infecte (Acton). Ce fait montre bien combien la syphilis à cette époque était ou passait pour être contagieuse.

Au mois de mai 1495, la ville de Metz refuse le passage à cinq cents chevaliers et piétons bourguignons ; on fait prendre les armes pour les repousser et cela parce que la plupart étaient atteints de gourre, variole et mallaidie de Naples et plusieurs autres affections. Toutes ces précautions furent vaines et la syphilis se répandit dans le pays messin avec sa gravité habituelle.

Vers 1500, il y eut un temps de rémission, la maladie faiblit, comme le dit la chronique :

« Vers 1500, faillit en partie la maladie de Naples ou autrement dit, la gourre ou maladie de Job laquelle avait fort régné par l'espace de quatre ou cinq ans et en furent plusieurs entaichés, qui en reçurent la mort.

Les descriptions des auteurs du temps montrent que la syphilis avait alors une marche bien plus rapide, un caractère bien plus grave que de nos jours, elle présentait une marche anomale et une grande gravité, les accidents tertiaires précoces étaient fort communs. On rencontrait en tous lieux des malades qui avaient perdu le nez, le voile du palais, la voûte palatine, la mort était une terminaison fréquente.

Quelques auteurs surpris de la gravité de ces véroles ont pensé qu'il s'agissait de la morve et non de la syphilis ; à la vérité la morve régnait sur les chevaux de l'armée de Charles VIII, mais les descriptions des auteurs contemporains ne laissent pas de place au doute. C'est bien la syphilis que décrit Fracastor (1) et c'est bien la syphilis qu'il chante dans son poème, et le berger Syphile méritait bien de laisser son nom à la maladie.

D'autre part comme la syphilis apparaissait au moment de la disparition de la lèpre, un certain nombre d'auteurs furent enclins à la considérer comme une maladie constituée par une nouvelle constitution médicale, et remplaçant jusqu'à un certain point la lèpre due à la constitution médicale qui venait de disparaître (*Épidémiologie* de L. Colin).

1. Fracastor (*De morbis contagiosis*. Trad. A. Fournier).

CHAPITRE III

GÉOGRAPHIE

La syphilis anomale grave se rencontre-t-elle sous tous les climats.

GÉOGRAPHIE

La syphilis limitée tout d'abord, du moins autant que peuvent le laisser croire les écrivains de l'époque, à l'Italie, à la France, à l'Espagne et à quelques points de l'Allemagne, s'est répandue depuis dans le monde entier. Ce mouvement d'expansion s'est continué d'ailleurs jusqu'à nos jours, et ce n'est que récemment que les îles Sandwich, l'île de France, les Feroë ont été contaminées. L'Islande serait encore à peu près indemne, comme pour témoigner que la propagation du mal est plutôt le fait des communications humaines que le résultat de grandes modifications dont l'influence eût été simultanée à la surface du globe. Plus loin, nous reviendrons sur ce point et nous verrons s'il n'y a pas d'autres causes.

La syphilis après s'être répandue dans les différents pays du globe, n'a heureusement pas conservé le caractère de gravité qu'elle avait au commencement du XVIe siècle, et sur quelques points elle a revêtu une forme tout à fait anomale. C'est ainsi que dernièrement on a reconnu qu'il fallait lui rattacher certaines épidémies dont la nature n'était pas bien précisée (Lanceraux).

La maladie de Brünn (*chancres survenant après l'application de ventouses*), le mal de sainte Euphémie (*contagion par une sage-femme ayant un chancre au doigt*), le pian de Nérac (*contagion de nourrices par un enfant syphilitique*), le sibbens d'Ecosse, le radzyge de Suède ne sont autre chose que des manifestations syphilitiques.

En Afrique, si l'on en croit le Dr Dutroulau, la syphilis dans les régions tropicales et en particulier, chez les nègres, ne présente pas, d'après son observation personnelle, la gravité symptomatique, la durée et la tendance à l'infection générale qu'on lui connaît dans les régions tempérées; Livingstone rapporte que les Bechuanas qui ont pris la vérole sur les côtes, en guérissent naturellement quand ils rentrent chez eux.

Toutefois en Algérie, les mœurs dissolues des Arabes, le défaut de réprobation pour la prostitution qui est devenue pour certaines tribus une source de richesse et de notoriété, a étendu les ravages de la syphilis et reproduit les formes étranges des épidémies du moyen-âge. M. le docteur Arnould (*mém. de méd. mil.* 3e série, t. III), a décrit sous le nom de lèpre kabyle une syphilide tuberculeuse héréditaire observée dans la région de Dellys. Les ulcères profonds des membres paraissent à M. Marit reconnaître la même origine. Pour M. Lesur (*mém. de méd. milit.* 3e série, t. VII), ils pourraient, dans certains cas, présenter tous les caractères de l'ulcère de Mozambique.

L'éléphantiasis a été également rapporté à la syphilis probablement par le fait de la coexistence fréquente des deux maladies. Les observations d'éléphantiasis sont d'ailleurs assez rares dans les hôpitaux. M. le Dr Mestre rapporte l'histoire d'un arabe de la vallée du Chelif, qui après avoir été atteint de syphilis en 1830, présentait en 1843 un énorme éléphantiasis au scrotum.

Pour considérer la syphilis, selon les divers climats, nous la diviserons en quatre zônes : torride, chaude, tempérée, froide.

1° Syphilis dans la zône torride entre les deux lignes isothermes de + 25° nord et sud.

Au Mexique. — La syphilis s'y comporte ainsi qu'il suit : inconnue chez les Indiens qui fuient le séjour des villes, elle est assez rare sur les hauteurs, chez ceux qui jouissent de conditions hygiéniques favorables.

En Amérique centrale. — La syphilis n'est pas très rare au Guatémala ; à San-Salvador, la prostitution est exercée par des indiennes ou des mulâtresses toutes infectées de vérole. L'absence de toute police médicale explique la fréquence de la syphilis. En général, les accidents primitifs sont peu graves, les malades n'en prennent d'ailleurs aucun souci. Les Indiens sont bien plus rarement atteints de syphilis que les autres races répandues dans le pays.

A la Jamaïque. — La syphilis est fréquente parmi les marins de la division navale ; elle est contractée dans le commerce avec les femmes qui arrivent par troupes de Kingstown, lorsque l'équipage d'un navire a permission d'aller à terre (Donnet).

Dans le Haut-Sénégal. — Les maladies vénériennes

sont excessivement fréquentes chez les noirs sénégalais et aussi chez les femmes. Les noirs ne se préoccupent pas, du reste, de leurs maladies vénériennes tant qu'ils peuvent marcher ; leurs femmes, infectées elles-mêmes, vivent dans le même calme et la même insouciance et ne font rien ni pour se guérir, ni pour soigner leurs maris. La syphilis constitutionnelle se traduit par des accidents secondaires et tertiaires très intenses et fort tenaces.

Sur la côte de Guinée. — La syphilis et toutes ses conséquences s'y rencontrent avec une extrême fréquence : chancres phagédéniques, adénites suppurées, sont des maladies communes.

Dans l'Afrique centrale. — La syphilis est assez fréquente et donne lieu à des accidents secondaires. Quinton n'a pas vu d'accidents plus graves. Parmi les maladies cutanées dont les nègres sont si souvent atteints, il est probable qu'un grand nombre reconnaissent une origine syphilitique. Cependant ce médecin croit que c'est depuis peu d'années que la vérole a été introduite de la côte dans l'intérieur de l'Afrique.

En Abyssinie. — Selon Aubert Roche, la syphilis cède facilement à un léger traitement, pourvu qu'on ait soin d'éviter les grandes hauteurs où les symptômes cutanés paraissent s'aggraver rapidement.

La syphilis avec tendance au phagédénisme est fréquente sur les côtes, à 50 milles environ de ces régions les femmes sont saines, parce que les hommes de ces districts n'ont pas de rapports avec les femmes du littoral.

A Madagascar. — On observe fréquemment le pian ou frambœsia.

En Arabie. — La syphilis à tous les degrés est extrêmement répandue.

En Inde. — La syphilis se rencontre surtout chez les natifs ; elle est très-grave surtout chez les femmes.

En Cochinchine. — Les maladies vénériennes tiennent une place considérable dans la pathologie locale.

En 1861, elles figuraient pour un cinquième dans les statistiques (Didiot). D'après Thorel, elles occasionneraient plus d'un septième des entrées dans les hôpitaux.

Ici encore l'état misérable de l'organisme des malades atteints vient imprimer aux accidents un caractère particulier de gravité. Chancre et bubon suppuré sont le plus souvent envahis par le phagédénisme.

La cachexie syphilitique s'ajoutant dans bien des cas aux diverses cachexies endémiques, trouve dans ces dernières un obstacle à tout traitement spécifique, de même qu'elle est pour leur propre traitement une véritable pierre d'achoppement.

Moins communes sans doute avant l'occupation de cette colonie, elles y existaient cependant, comme dans tout le reste de l'Indo-Chine et même dans le Laos, qui, par sa position au centre de la presqu'île, semblerait devoir en être exempt. Les commerçants chinois et les colporteurs birmans, qui pénètrent jusque dans les points les plus reculés de ces régions, sont les principaux propagateurs de ces maladies. Elles existent aussi dans le sud de la Chine près du Thibet, principalement dans les grandes villes. Mais c'est en Cochinchine qu'elles sont encore plus fréquentes, principalement dans la basse Cochinchine et le Cambodge, le peu de rigidité des mœurs, la grande malpropreté des Annamites et le nombre considérable d'étrangers de tous pays qui viennent y aborder depuis quelques années expliquent cette prédominance.

Les accidents secondaires se montrent avec rapidité ; ils sont toujours très-graves ; les indigènes paraissent supporter plus facilement l'infection que les Européens. Elle serait inconnue chez les tribus sauvages.

Dans la Malaisie. — La syphilis est rare, sur les rives du Mahakan (île de Bornéo), les équipages n'étant pas en relations habituelles avec les femmes indigènes.

Elle est plus fréquente dans la province de Bandjar-Masin (Bornéo) depuis la dernière guerre (1859 à 1865).

Dans la province de Pontianak (littoral ouest de Bornéo) la syphilis est fréquente, entretenue par la prostitution clandestine et l'obscenité des Chinois des classes inférieures.

Aux îles Marquises. — Les maladies vénériennes tiennent une place considérable et l'isolement de ces insulaires ne les a pas soustraits à l'alcoolisme pas plus qu'à la contagion de la syphilis qui les atteint presque au berceau.

1° Syphilis dans les zônes chaudes, entre les deux lignes isothermes + 25° et + 15°.

HÉMISPHÈRE NORD.

Aux Canaries. — La syphilis se présente sous toutes les formes connues, elle atteint surtout les classes civiles de la population et beaucoup moins les militaires.

En Algérie. — On a noté la gravité et la fréquence des ophthalmies syphilitiques. D'ailleurs la plupart des médecins de l'Algérie (Lagarde, Ladureau), s'accordent à reconnaître combien en Kabylie et dans le Sahara algérien, sont communs et parfois redoutables les accidents syphilitiques constitutionnels.

De la syphilis découleraient la plupart des infirmités : perte du nez, cécité, perforation palatine, périostose, tumeur blanche, carie, stomatite, dermatoses, ulcères serpigineux (Mutel). Dans le grand Sahara, chez les Touaregs, dont les mœurs plus sévères que chez les populations du Sahara algérien, rendent compte de la moindre fréquence des maladies vénériennes, la syphilis se manifesterait le plus ordinairement (Duvergier) par des ulcères.

En Tunisie. — La syphilis est très commune, le tiers des jeunes gens en est affecté (Mestre).

En Égypte. — La syphilis avec ses divers accidents est assez commune.

En Corse. — La syphilis est rare.

En Sicile. — Les maladies vénériennes sont nombreuses. A Palerme principalement, les bubons compliquent souvent les chancres et revêtent fréquemment la forme phagédénique (Dufour).

En Albanie. — Les maladies vénériennes sont rares et bénignes.

Au Montenegro. — La syphilis est rare sans y être toutefois inconnue.

En Grèce. — La syphilis est commune.

En Syrie. — La syphilis est très commune. On prétend que ce n'est que depuis le passage des troupes d'Ibrahim-pacha qu'elle a été importée dans les districts montagneux de la Syrie ; on la rencontre fréquemment dans les plaines de la Palestine (Hirsch).

Dans l'Himalaya. — La syphilis est fréquente, particulièrement où la population est agglomérée. Sa propagation et sa gravité sont très favorisées par l'incurie et le manque absolu de soins de propreté chez les indigènes des deux sexes (W. Curran).

Aux îles Mariannes. — On rencontre outre l'ichthyose, le pian et les affections syphiloïdes connues sous les dénominations de frambœsia et de bubas.

Aux îles Sandwich. — La syphilis est le véritable fléau des indigènes, partout on ne voit qu'ulcères sordides, indolents ou phagédéniques; des visages défigurés, des yeux vides, des nez détruits, des palais cariés. La vérole de l'Océanie revêt un caractère d'extrême gravité chez les indigènes et même chez les Européens. Cette influence de la syphilis explique la présence de la scrofule et de la phthisie chez des populations qui autrefois en étaient exemptes.

ZONES CHAUDES. — HÉMISPHÈRE SUD

Pérou. — La syphilis règne dans tout le Pérou, dans certains points, à Arica par exemple, les maladies vénériennes sont très-graves. Peu ou mal soignées, elles deviennent l'origine d'exostoses, de caries, d'ozènes, de syphilides (Duplouy).

Brésil. — Les maladies vénériennes sont très répandues; elles déterminent rarement des accidents graves.

Le pian y est assez répandu, mais il paraît diminué depuis que l'importation des nègres d'Afrique a cessé. Une statistique établie par Bourel-Roncière donne des renseignements précis sur la pathologie de Rio Janeiro. Pendant cinq ans, de 1861 à 1866, à l'hôpital de la Miséricorde, il est entré 2.888 syphilitiques. Ce chiffre est à peu près aussi élevé que celui des bronchites, 3048, qui est le plus élevé de la statistique, si on exempte le chiffre des fièvres intermittentes, 7.698. Ces chiffres témoignent de l'incurie qui règne à Rio au sujet de la prophylaxie publique de cette maladie.

A la Plata. — La syphilis est excessivement répandue surtout dans les grandes villes du littoral. Dans l'intérieur on en trouve moins d'exemples : toutefois vers le nord de la Confédération elle est plus grave que dans le sud. On ignore si la syphilis est fréquente chez les tribus indiennes du sud, mais dans le nord elle n'est pas rare chez les Matacos, fort malpropres de leur nature.

Au cap de Bonne-Espérance. — La syphilis est très répandue à Capstown surtout où les relations suspectes trouvent de grandes facilités.

Afrique australe. — Livingstone affirme que dans l'intérieur de l'Afrique la syphilis guérit spontanément.

Nouvelle Calédonie. — Kermorgant dit que la syphilis fait de plus en plus de victimes ; il se peut que cette appréciation soit exagérée car Girard écrit (octobre 1871) : Les maladies vénériennes sont remarquables par leur rareté et leur bénignité.

Iles Viti. — D'après les missionnaires, la syphilis et ses diverses manifestations cutanées serait une des maladies les plus communes parmi les indigènes.

Archipel des Amis. — La syphilis n'est pas inconnue à Tonga. Les indigènes font peser sur Cook la responsabilité de l'importation de ce fléau.

Aux îles Gambier. — Le Borgne n'a eu à traiter que deux uréthrites.

3° De la syphilis dans les zônes tempérées entre les lignes isothermiques $+15°$ à $+5°$.

HÉMISPHÈRE NORD

En Californie. — Elle existait à San-Francisco. A l'époque où Quémar s'y trouvait, aucune police préventive au sujet de la syphilis qui y était très commune et très grave. A l'hôpital de la marine situé sur la pointe Rincan, promontoire très élevé et très salubre, l'attention de John Hastings, médecin de cet établissement était particulièrement attirée par les accidents provenant de syphilis secondaire ou tertiaire. A l'hôpital de la ville et du comté (hôpital civil) sur 260 malades il y avait environ 50 cas de syphilis grave.

En Écosse. — On trouve une maladie particulière à la région occidentale de ce pays. C'est le sibbens. Tous les médecins qui l'ont observée et notamment Swédiaur et Wills, la rapportent à la syphilis. Alibert l'a rangée dans le groupe des dermatoses véroleuses sous le nom de mycosis syphiloïde en même temps que Scherliévo et Rayer dans celui des syphiloïdes (J. Rochard).

Suède. — La province de Bahus, située le long des côtes de la mer du Nord, est connue depuis longtemps pour être le siège principal de la maladie endémique désignée sous le nom de Radezyge, qui est considérée aujourd'hui comme une maladie syphiloïde.

Norwège. — Les maladies syphilitiques sont loin d'être

rares à Christiania (W. Boëck). Les bubons suppurés ne semblent pas fréquents. Les ostéites céphaliques, principalement naso-palatines, paraissent assez communes. La syphilis est fréquemment cause de décès (G. Lagneau).

En France. — Comme il serait difficile de se renseigner exactement sur l'état de la syphilis dans la population civile nous allons, avec M. le professeur L. Colin, voir ce que devient la syphilis dans l'armée. La syphilis joue un rôle considérable parmi les affections qui influent sur la morbidité du soldat sans en influencer la mortalité. Comme la phthisie, elle se rencontre partout et parmi toutes les races.

Il suffit de savoir que le cinquième du total des malades de notre armée appartient à cette catégorie pour établir l'importance, dans ce milieu, des affections vénériennes. Cette proportion ressort du tableau suivant :

Nombre de journées de vénériens sur 10,000 *journées de traitement.*

Années	Intérieur	Algérie	Italie	Pénitenciers et ateliers	Totaux
1862—67	2045	1385	1260	330	1870
1868	1900	2620	300	620	2000
1869	1965	2305	610	335	1965
1872	2050	1768	—	352	1945

Ainsi sur 10,000 journées de traitement, il en est 2000 en moyenne qui reviennent à la syphilis.

Le total de la morbidité, c'est-à-dire la somme des journées de traitement pour maladies vénériennes, s'élève dans notre armée, sur un effectif flottant de 300 à 350,000 hommes, à un chiffre variable de 12 à 1,500,000. Il y a donc chaque année trois à quatre fois plus de journées de traitement pour maladies vénériennes qu'il y a d'hommes sous les drapeaux. Chaque jour il se trouve, en moyenne, dans cette armée de 3 à 4000 vénériens en traitement, environ 10 sur 1000 hommes présents. Et en fin de compte, ce total de journées de vénériens équivaut chaque année au service de l'armée entière pendant trois ou quatre jours.

Au point de vue de la somme des chances d'infection vénérienne revenant à chacun, nous pouvons établir, d'après la statistique, que le chiffre des soldats atteints représente annuellement environ le 1/10 de l'effectif. En effet, sur 1000 hommes 92 sont atteints en 1865 ; 97 en 1866 ; 106 en 1867 : 131 en 1868 ; 103 en 1869 ; 100 en 1872. Le total des hommes atteints chaque année dans notre armée varie de 40 à 50.000, dont la moitié environ est traitée dans les hôpitaux, l'autre moitié dans les infirmeries régimentaires. Or, la syphilis grave est encore assez fréquente, et nous pouvons établir des proportions en nous basant sur les décès par syphilis.

En 1869, il y a eu 9 décès par syphilis.

En 1872, 13 décès, dont 3 par syphilis primitive, ce qui donne environ 1 décès par 4000 syphilitiques, et ici on a affaire à des hommes de choix dont la résistance vitale est supérieure à celle de la population civile.

La proportion des vénériens aux malades hospitalisés est très variable selon les garnisons. En France, où la population des hôpitaux se maintient à un niveau à peu près constant, le dixième environ de ces malades appartient au service des vénériens. En Algérie, cette proportion varie avec les saisons à cause de l'intermittence des autres maladies.

Avant de tirer aucune conclusion générale du rôle des affections vénériennes dans l'armée, il faut savoir que c'est là seulement que l'on peut arriver à des résultats précis ; en effet l'appréciation de la morbidité de diverses associations de secours dans la population civile ne saurait être exacte, car on exclut du cadre des affections celles qui résultent du libertinage. Or, M. le professeur Colin, pour son compte, incline à croire que, si des visites analogues à celles qui sont faites dans l'armée, étaient prescrites dans les grandes villes à l'égard des jeunes gens de la population civile, si l'on recherchait combien sont atteints de syphilis parmi les individus de vingt à vingt-cinq ans, à Paris, Lyon, Marseille, on arriverait à constater que ce mal n'est pas plus fréquent dans l'armée que dans les autres classes de la société.

La population civile des campagnes subira, bien entendu, moins d'atteintes que celles des villes et que l'armée, n'étant pas soumise comme elles aux dangers du voisinage des foyers de prostitution, soit régulière, soit clandestine des grandes villes. L'intensité de ces foyers se fait reconnaître par leurs atteintes dans les régiments. Dans certaines petites garnisons ces maladies seront rares, 1 sur 1000 par an par exemple, dans d'autres la proportion sera de 100-200 et plus pour 1000.

Ce n'est pas seulement en nombre mais en gravité et en durée que les malades vénériennes acquièrent une prédominance plus marquée dans certaines grandes villes ; ce fait a été mis hors de doute dans un travail relatif à la syphilis observée sur les troupes en résidence à Marseille (Didiot *Étude statistique de la syphilis* dans la garnison de Marseille).

Dans cette garnison, aux dangers habituels des grandes villes vient se joindre, comme dans les autres grands ports, celui de la multiplication du mal par les marins du commerce, introduisant chaque jour, de leurs divers pays de provenance, les formes les plus graves de cette affection.

Une autre cause de la fréquence des maladies vénériennes c'est le degré plus ou moins considérable du bien être du soldat lui permettant de satisfaire plus facilement aux entraînements dont il est si souvent la victime. Ceux qui sont le plus atteints sont ceux dont la solde est la plus élevée.

Mais la cause principale est la salubrité plus ou moins grande du milieu dans lequel il se trouve, la rigueur du contrôle imposé à la prostitution. Dans les années de disette en Algérie, la moyenne était de plus de 20 sur 1000 au lieu de 10.

Les observations de Castans en Chine, de Libermann au Mexique, de Duteuil au Japon, de Jules Arnould en Algérie établissent que dans ces campagnes, le chiffre des vénériens s'est élevé à un degré tout à fait hors de proportion avec le niveau auquel il reste soumis dans nos garnisons de l'intérieur. G. Lagneau cite une garnison de l'Afrique centrale, Lagos, où les troupes nègres au service de l'Angleterre ont offert une moyenne de 724 vénériens par an sur 1000 hommes.

A Paris pendant le siège de 1870-1871 l'armée assiégée eut de même à subir les dangers résultant de l'abandon de toute mesure répressive de la prostitution. Que d'hommes alors furent atteints et immobilisés au point de vue de la défense !

En Belgique. — On remarque que dans l'armée, le chiffre des vénériens est des moins élevé, 90 par an sur 1000 hommes de 1858 à 1860 (Vleminckx). Ce résultat est dû aux applications plus parfaites en ce pays des règles de police sanitaire dirigées contre la prostitution clandestine.

En Angleterre. — Le nombre des vénériens de l'armée atteint avant 1865 l'énorme proportion annuelle de 329 sur 1000 hommes dans les garnisons de l'intérieur. Or on sait que dans ces pays la santé publique n'est pas protégée par des institutions sanitaires suffisantes, et que les réglements de police, à l'égard de la prostitution, n'y sont appliqués que dans des cas fort restreints.

En Istrie (Autriche.) — On rencontre une singulière syphilide endémique désignée seus le nom de Scherlive ou mal di brento. L'origine de cette maladie est inconnue. On prétend qu'elle fut apportée en 1700 par quatre matelots arrivés avec des femmes des bords du Danube après la guerre contre les Turcs. On la signala en 1800 au village de Scherlive, d'où son nom. — Cambiéri envoyé par le gouvernement de Florence, conclut à une syphilide. Cette maladie tend à disparaître et si elle persiste à un certain degré, c'est grâce à la malpropreté et à la misère des basses classes qui partagent leurs cabanes humides et malsaines avec des animaux domestiques (J. Rollet).

Vienne. — Au grand hôpital, au nombre des maladies

occasionnant décès la syphilis vient après la tuberculisation pulmonaire qui occupe le premier rang (Bertillon).

Russie. — La syphilis est répandue dans toutes les contrées de la Russie, elle revêt un caractère de malignité et d'endémicité parmi les Samoïedes, les Ostiakes et d'autres populations des régions septentrionales de la Russie européenne et asiatique. Elle est aussi très répandue au Kamtschatka et dans quelques parties sud de la Sibérie. La syphilis est très fréquente dans les provinces russes riveraines de la Baltique et surtout dans la Courlande et la Livonie.

En Finlande. — Elle est tellement commune, au dire de M. Hjelt, professeur d'Helsingfors, qui étudiait la vulgarisation de la syphilis dans les campagnes, qu'une loi est intervenue qui accorde des soins gratuits à tous les sujets contaminés, quelle que soit leur position de fortune. Les chancres et les accidents primitifs sont en augmentation, la syphilis devient chaque jour plus grave et en même temps l'indifférence des populations de plus en plus manifeste.

Roumanie. — La syphilis exerce d'immenses ravages dans toutes les classes de la société (Champouillon). Pays à fièvres occasionnées par d'immenses marais, la cachexie palustre est une calamité naturelle.

Constantinople. — Les maladies vénériennes ne pouvaient manquer d'être excessivement fréquentes dans un pays où la police médicale laisse fort à désirer, et dans lequel viennent s'échouer toutes les épaves sociales de l'Europe.

La syphilis y est, en effet, non-seulement fréquente, mais grave par ses accidents ultérieurs.

Asie. Pays des Kirghizes, au nord de la mer Caspienne. — La syphilis est très répandue, mais on ne dit pas qu'elle soit suivie d'accidents graves.

Pékin. — La classe pauvre, plus misérable à Pékin que partout ailleurs, est dévorée par la syphilis qui est excessivement répandue. Bien que la prostitution soit défendue elle n'existe pas moins, et les personnes qui s'y livrent (hommes et femmes) ne sont soumises à aucune surveillance médicale (la fistule à l'anus est fréquente, ce qui tient sans doute aux habitudes de pédérastie, très répandues chez les Chinois). Les maladies vénériennes sont d'une fréquence extrême, non-seulement à Pékin, mais dans toute la Chine et chez les populations du nord qui habitent les plateaux, on voit des accidents cutanés, des lèpres analogues à la lèpre biblique dont l'origine est très probablement syphilitique. Ces accidents ne révêtent jamais chez les Chinois les caractères d'une formelle gravité : il s'est produit une sorte d'extinction du virus dans la même race ou plutôt une syphilisation indéfinie. Mais qu'un étranger, un Européen se laisse contaminer, et ce virus qui, sur un individu de la race jaune était devenu presque inactif, va sur un terrain nouveau manifester son activité avec une effrayante énergie et donner lieu à de courts intervalles aux accidents tertiaires les plus sérieux.

A Shang-hai. — La syphilis chez les deux sexes a pris des proportions extraordinaires, tant par la gravité des symptômes que par le nombre des cas qui se présentent journellement (Castano).

Fou-chow. — A côté d'une grande richesse on rencontre une misère extrême et un état de dégradation effrayant. La syphilis y fait d'effrayants ravages. A chaque coin des rues étroites, sales et populeuses, se présentent de misérables victimes de la syphilis, les unes avec le nez dévoré, d'autres avec la cavité de la bouche toute grande ouverte, les os de la mâchoire supérieure détruits, laissant apercevoir une hideuse caverne. D'autres encore offrent toutes les variétés des ulcères vénériens. La perte de la vue est le résultat fréquent de la syphilis.

Yokohama (Japon). — Gaigneron qui y a passé deux ans, dit que la syphilis est d'une fréquence extrême et donne lieu souvent à des accidents graves, tels que des affections de l'œil (iritis, choroïdite), des paralysies, l'hémiplégie.

Kiau Siou (île) Nagasaki. — La syphilis est une des maladies les plus fréquentes ; on peut attribuer en partie sa propagation à l'extrême indifférence des malades à l'égard des accidents secondaires ; les accidents primitifs ne sont traités qu'autant qu'ils deviennent incommodes et douloureux. Mais il faut surtout s'en prendre à l'absence de toute surveillance médicale envers les maisons de prostitution. Les affections du système osseux tiennent le premier rang parmi les manifestations générales de la syphilis qui se combine le plus souvent avec la diathèse scrofuleuse, ce qui rend les accidents très rebelles.

La carie et la nécrose des os du crâne se montrent très ordinairement, parfois les pertes de substances comprennent toute l'épaisseur de l'os, les méninges sont mises à nu et la mort arrive. Les femmes sont atteintes dans une aussi forte proportion que les hommes. La syphilis constitutionnelle se manifeste surtout chez elles par les ulcérations des fosses nasales et des caries des os du nez. Parmi les syphilides, c'est la forme tuberculeuse qui se montre le plus fréquemment.

HÉMISPHÈRE SUD

Chili. — La fréquence des maladies syphilitiques a peut-être été exagérée. A la vérité, on observe les affections syphilitiques les plus graves, les accidents primitifs sont également très sérieux ; enfin dans ces pays on meurt assez fréquemment de la vérole. Les maladies de la peau sont presque toutes liées à la syphilis (Duplouy).

Le caractère dominant dans la constitution des habitants c'est le défaut de réaction, la prostration qui survient rapidement chez les malades soit par appauvrissement du sang, soit par épuisement du système nerveux ou par ces deux causes à la fois.

Conception. — Les affections syphilitiques les plus graves se perpétuent par l'absence de traitement.

Nouvelle Zélande. — La syphilis est fréquente.

Australie. Terre Van-Diemen. — La syphilis était encore si rare pendant le premier tiers de ce siècle que Scott n'a observé dans les années 1821-1830 à Hobartstown, que six cas de syphilis primitive, et ces cas avaient été importés de Sydney. Cependant, d'après Dempter, la maladie se montrait déjà assez fréquente en 1834. Elle a acquis depuis une extension générale sur tous les points occupés par la colonisation européenne (Hirsch).

4° De la syphilis dans les Zones froides, entre les lignes isothermes de + 5° et — 5°.

HÉMISPHÈRE NORD

Amérique (îles Aléotiennes). — La syphilis y a été importée par les Européens et a profondément infecté la population indigène.

Ile Sitka. — La syphilis naguère fort répandue a diminué dans ces dernières années ; toutefois elle n'est pas encore rare.

Au Canada. — Vers 1770 environ, principalement à la baie Saint-Paul, on vit paraître une maladie nouvelle que l'on a reconnu depuis n'avoir été autre chose qu'une maladie syphilitique. Les habitants l'appellent mal anglais, on l'appelle aussi : mal des éboulements, *lustra cruo*, mal de chicots, mauvais mal, il débute par des pustules aux lèvres à la langue, dans la bouche et quelquefois aux parties sexuelles. L'humeur qui en découle est très virulente, d'où la grande propagation de la maladie. Plus tard surviennent les douleurs ostécopes, ulcères, dartres, carie des os du nez, du crâne, troubles de la vue, de l'ouïe, odorat, chute des cheveux (Swediaur). Avec Rollet on peut dire qu'il s'agit bien de la syphilis. Avec cette particularité, notée du reste dans la plupart des endémo-épidémies de même nature, que la maladie se communique souvent en dehors de tout rapport sexuel et plus volontiers à la période secondaire ; c'est-à-dire quand les accidents syphilitiques ont envahi la bouche, le gosier.

A Halifax. Nouvelle-Écosse. — Les affections syphilitiques sont assez rares, bien que ce port soit fréquenté cependant par un très grand nombre de marins (Rochefort).

A Terre-Neuve. — Les maladies vénériennes sont assez fréquentées pour déterminer 88 entrées à l'hôpital pour 1000 hommes de troupe (Ely).

En Islande. — Un des plus grands privilèges dont jouisse l'Islande est de ne pas connaître la syphilis, elle n'existe même pas à Reykiavick où des gens de toutes nations sont en rapport habituel avec la population. Quelques cas y ont été observés à différentes époques importés par des étrangers, mais la contagion ne s'est pas répandue, elle n'a jamais pu s'enraciner en Islande.

Iles Féroë. — Jusqu'en 1844, la syphilis est restée complètement inconnue. De 1844 à 1846, on en a noté une vingtaine de cas.

En Laponie. — A Hammerfest l'état sanitaire de la ville est excellent. Gallerand, unique médecin de la ville, assure qu'il n'y a pas le moindre cas d'affection syphilitique.

Sibérie. — La syphilis est très répandue (Mührg).

5° De la syphilis dans les zônes polaires entre les lignes isothermes de — 5° à — 15°.

Groënland. — La syphilis n'est pas complètement inconnue sur plusieurs points de la côte, les baleiniers l'auraient importée parmi quelques tribus. Toutefois, elle ne paraît pas avoir pénétré ou du moins s'être maintenue dans les établissements danois (Bellebon et Guérault).

Après ces deux aperçus historiques et géographiques sur lesquels nous reviendrons au point de vue de l'étiologie de la syphilis anomale, il convient de donner le tableau ordinaire des accidents de cette forme de la syphilis.

CHAPITRE IV

FORMES DIVERSES DE LA SYPHILIS ANOMALE GRAVE

La syphilis anomale grave précoce est-elle tertiaire d'emblée, ou bien n'est-elle qu'une variété fort grave de vérole à période très rapprochée? Voici comment M. Gouguenheim la considère, il la nomme syphilis maligne précoce. Nous nous rangeons volontiers, dit-il, à cette dernière opinion car nous avons vu les manifestations cutanées superficielles ouvrir la scène, les ulcérations, celles du début tout au moins, étaient secondaires, mais elles coïncidaient rapidement avec des syphilis qui marchaient très vite ordinairement vers l'ulcération, tubercules, pustules ou bulles. Du reste ce qui se passe dans la syphilis dite maligne est observé dans d'autres maladies; les fièvres éruptives malignes présentent au plus haut point, ce mélange d'éruptions dans leurs diverses périodes : l'irrégularité ne prend-elle pas les accès pernicieux dans les formes graves de l'impaludisme?

En résumé dans cette syphilis, la maladie a à la fois un aspect exanthématique avec un processus ulcéreux insolite.

Les accidents cutanés de la syphilis anomale grave apparaissent six semaines à deux mois après le début de la maladie et suivent comme les premières manifestations de la syphilis secondaire une marche qui peut se diviser en trois périodes : invasion, éruption, cicatrisation ou régression.

L'on observe tout d'abord les prodromes très accusés analogues à ceux qui précèdent ou accompagnent la roséole, mais plus graves, plus accentués. Il y a une fièvre séreuse rappelant quelquefois le type de la fièvre intermittente quotidienne ou tierce, suivant Bazin, de la cépalalgie et surtout un amaigrissement rapide, le tout accompagné de pâleur, palpitations, abattement, de tous les signes en un mot d'une anémie profonde. C'est à ce moment que survient l'éruption.

Rarement généralisée d'emblée, elle débuterait, suivant Bazin, par la face et n'atteindrait que consécutivement le tronc et les membres. L'éruption est discrète, sans groupement spécial, les boutons sont rares, mais larges. L'éruption se présente d'abord sous l'aspect de papules, de tubercules, de bulles ou de pustules qui, rapidement, tendent à l'ulcération. Mais auparavant tous ces boutons se sont recouverts de squames, d'abord minces, devenant bientôt plus épaisses, prenant une coloration verdâtre ou noirâtre, se superposant, s'imbriquant les unes sur les autres et augmentées encore par la concrétion du pus qui tend à se faire jour sous leurs bords. Bientôt cependant ce pus devient plus abondant, moins épais, les croûtes se ramollisent, se détachent et laissent enfin à découvert l'ulcération.

Celle-ci est entourée d'une aréole rouge sombre, la base n'est pas indurée, mais elle présente une sensation d'empâtement, les bords sont taillés à pic, le fond de l'ulcère est pulpeux et grisâtre ; plus tard il deviendra rouge, se recouvrira de bourgeons charnus et tendra vers la cicatrisation. Parfois cependant on peut observer des destructions profondes ou une tendance serpigineuse ; ce dernier fait est rare et ce processus s'observe surtout aux poussées tardives quand la guérison approche, les bords s'affaissent, les bourgeons s'élèvent et la cicatrisation se produit, disent les auteurs, du centre à la périphérie. Quoi qu'il en soit, la cicatrice qui en résulte présente une teinte sombre qui disparaît peu à peu, elle n'est pas enfoncée comme cela a lieu d'habitude à la suite des ulcérations syphilitiques, et elle se recouvre pendant un certain temps de squames psoriasiques qui finissent par disparaître ; ce phénomène n'est pas constant.

Dans la vérole les éruptions sont, on ne l'ignore pas, plus ou moins indolentes ; ici, au contraire, la douleur a été très vive, les ulcérations, quel que soit leur siège, causent au malade les plus vives douleurs. La douleur est le fait de la syphilis anomale.

Enfin d'autres symptômes peuvent encore se rencontrer en même temps que l'exanthème, c'est du coryza ulcéreux qui peut faire confondre cette maladie avec la morve, de la laryngite intense comme dans un cas de Dubuc, de l'impétigo et surtout une adénopathie non douloureuse généralisée.

L'état général est toujours assez mauvais et peut faire craindre une terminaison fatale. Il y a une cachexie rapide, de la pâleur, de l'amaigrissement et une fièvre à exaspération vespérale pouvant atteindre 40°, mais l'appétit persiste quelquefois heureusement, d'autres fois il est nul ; on a même noté de la boulimie qui peut, aussi bien que le traitement mercuriel inopportun, amener des troubles gastro-intestinaux sérieux, étant donné l'etat général des malades.

Ajoutons que parfois on a obseivé des troubles nerveux, des paralysies, des convulsions, du coma ; le plus souvent tout se borne à de la céphalée et à de l'insomnie. L'iritis a été observé une fois seulement et les syphilides viscérales sont rares, la maladie étant essentiellement et presque exclusivement cutanée.

La marche de l'affection est lente et peut se prolonger pendant plusieurs mois, une année et plus. la guérison peut être durable comme on l'a constaté plusieurs fois. Cependant la mort a pu survenir soit par suite de la cachexie et dans ce cas ce n'est habituellement qu'au bout d'un temps fort long, soit par suite d'une complication viscérale comme la pneumonie ou des plaies, l'érysipèle par exemple.

On a décrit plusieurs variétés dans l'affection qui nous occupe. Bazin en admettait trois : dans la première *puro-ulcéreuse*, c'est de l'ecthyma et de l'impétigo qui ouvrent la marche, ce sont des papules et des plaques se recouvrant rapidement de pustules à une durée très courte et immédiatement remplacées par les croûtes et ulcérations.

Dans une forme *tuberculo-crustacée ulcéreuse* qui est d'ailleurs très rare, l'éruption débutait par des tubercules, des papules et s'accompagnait même de gommes.

La troisième variété de Bazin est la *tuberculo-ulcéro-gangréneuse* débutant par une éruption papulo-tuberculeuse ; mais il y a formation rapide d'eschares, sillon d'élimination avec bourrelet circonférentiel très dur, et perte de substance souvent considérable. Enfin M. Mauriac décrit actuellement dans les archives de Doyon une autre forme surtout gommeuse, rarement isolée d'ailleurs, mais toujours précédée de tubercules et de papules.

Comme d'autre part la syphilis anomale peut présenter ses anomalies au début de la maladie ou à une époque plus éloignée, il y a lieu de la diviser en syphilis anomale précoce et syphilis anomale tardive que l'on dira grave ou bénigne selon la nature des accidents anomaux.

C'est de la syphilis anomale grave seulement que nous nous occupons.

CHAPITRE V

ÉTIOLOGIE DE LA SYPHILIS ANOMALE GRAVE. DIVERS FACTEURS ÉTIOLOGIQUES.

Nous avons vu dans le chapitre précédent, comment se comporte la syphilis anomale grave. Nous allons maintenant étudier les causes de sa production.

Chacune des différentes causes qui peuvent influencer la syphilis pour la rendre anomale pourrait faire un sujet d'étude spécial. C'est ainsi qu'il serait intéressant de faire ici ce que M. le professeur Verneuil et ses élèves ont fait en chirurgie, de rechercher les influences des diverses diathèses sur la syphilis ou réciproquement de la syphilis sur un sujet affecté d'une diathèse, de reprendre avec plus de détail cette étude de la syphilis que M. le Dr Martineau a faite à ce point de vue, mais le plan de ce travail ne nous permet pas d'entrer dans ce champ qui serait si fécond, et tout en montrant les divers facteurs étiologiques nous ne pourrons nous appesantir sur chacun d'eux.

1° *Causes générales endémiques.*

Sous ce nom, nous entendons les influences morbides ou autres qui affectent un peuple, soit temporairement, soit d'une façon permanente, comme la guerre, la famine, le typhus, la malaria occasionnant la cachexie pulustre, etc.

Si la syphilis a été plus grave et plus transmissible à son début, c'est en raison peut-être d'une vulnérabilité exagérée de la peau sous l'influence de la dyscrasie scorbutique alors si générale. Aujourd'hui encore, la syphilis s'associe à d'autres diathèses pour la création de types tout aussi graves.

Suivant Cazenave, la gravité de la vérole au xve siècle aurait été le résultat d'un germe typhique trouvé en Italie par les troupes de Charles VIII ; il importe de noter que le typhus ne devait apparaître qu'au siècle suivant.

Depuis on a cru aussi observer la recrudescence de gravité des maladies vénériennes pendant les épidémies de typhus. Hecker a insisté sur la tendance gangréneuse des ulcérations syphilitiques, en diverses périodes des guerres du premier empire et notamment 1806-1807, mais la coexistence du typhus et de la syphilis a eu lieu bien souvent sans pareille aggravation.

Le fait de la communication de la syphilis par l'air admise, dit Anglada, par les témoins oculaires de l'épidémie du xve siècle, n'a rien d'incroyable et prouve que le virus vénérien était doué d'une halituosité très active (L. Colin. *Epidémiologie*). Heureusement la volatilité de ce virus n'a pas survécu à l'influence épidémique qui en avait été la cause et ce n'est plus aujourd'hui qu'une tradition historique. Ce poison morbide représente maintenant le type des virus fixes.

Suivant Hunter, le virus syphilitique a pris naissance dans l'espèce humaine. A son origine, la syphilis a dû comme toute maladie virulente, se développer spontanément. Mais de nos jours, on ne voit plus qu'il en soit ainsi, ce n'est que par contagion qu'elle s'acquiert et se propage. Comme le virus syphilitique est une altération particulière d'un mucus purulent, il est hors de doute néanmoins que si la syphilis venait à disparaître, elle pourrait réapparaître dès que sur un individu, homme ou femme, se rencontreraient les conditions de malpropreté ou autres favorables à l'altération spéciale des humeurs qui caractérisent le virus. En dehors de ces cas, la diathèse syphilitique reconnaît toujours pour cause un ulcère spécifique, le chancre.

Cependant des accidents secondaires : plaques muqueuses, syphilides papuleuses lenticulaires (Dr Martineau) fournissent un pus qui inoculé à des individus n'ayant jamais eu la vérole donne lieu à la production de lésions analogues aux chancres indurés, puis à la syphilis constitutionnelle avec tous ses accidents caractéristiques. Il n'y a pas de vérole d'emblée c'est-à-dire par absorption directe du virus sans lésion préalable de l'organe par lequel il a pénétré dans l'économie. Si dans certains cas on a pu croire à de pareils faits c'est que l'observation n'avait pas montré l'ulcère primitif siégeant peut-être dans des lieux insolites ou passant inaperçu par son indolence.

2° *Influence de climat*

En étudiant la manière dont se compose la syphilis dans les divers pays du monde, nous avons vu combien était variable cette influence du climat. Dans les pays à zônes chaudes, d'après Dutrouleau, la syphilis dans les régions intertropicales et particulièrement chez les nègres ne présente pas la gravité qu'on lui connaît dans les régions tempérées. Livingstone rapporte que les Bechuanas qui ont pris la vérole sur les côtes en guérissent naturellement une fois rentrés chez eux. En Abyssinie (Ch. Blanc) la syphilis cède vite au traitement, à la condition d'éviter les hauteurs.

D'autre part dans le Haut-Sénégal on voit la syphilis se traduire par des accidents secondaires et tertiaires très intense et fort tenaces (Berger). Aux Indes, la syphilis est très grave surtout chez les femmes, il en est de même en Cochinchine où les accidents secondaires apparaissent très vite et sont très graves (H. Rey).

En Algérie, Lagarde, Ladureau, s'accordent à reconnaître combien sont communs et redoutables les accidents syphilitiques.

En somme, quoi qu'on en ait dit, la syphilis dans les pays chauds paraît avoir des manifestations moins graves et moins opiniâtres et cédant mieux au mercure ou à l'iodure de potassium. M. Levêque a cité dans sa thèse (1) des faits on ne peut plus démonstratifs sous ce rapport; des affections vénériennes observées par lui pendant une traversée des Marquises en France s'amendaient dès que le bâtiment sur lequel il se trouvait traversait une région dont la température était chaude et s'aggravaient au contraire d'une manière on ne peut plus manifeste dès que son bâtiment abordait les latitudes froides. Un cas de syphilis constitutionnelle observé à Cherbourg par Fonssagrives, le plus opiniâtre, dit-il, peut-être de tous ceux qu'il a eu à soigner, résistait au mercure, aux iodiques, à l'arsenic, à l'or et dans

1. Ch. Levêque. De la navigation considérée comme moyen thérap. dans certaines maladies (thèse inaugurale Montpell. 1853).

lequel l'influence aggravante du froid était des plus manifestes. Dirigé vers le midi il se fût, dit-il, montré sans doute plus impressionnable à ces médicaments. L'élévation de la température extérieure agit-elle en favorisant l'élimination de l'hétérogène syphilitique, pour employer l'expression de Sydenham, ou bien en prévenant les dangers de l'accumulation et de la saturation mercurielle ? Cette dernière hypothèse paraît la plus probable.

Si donc parfois la syphilis dans les pays chauds revêt les caractères de gravité qu'on lui voit quelquefois, il faut en chercher la cause ailleurs que dans le climat lui-même. Les habitants des pays chauds où la syphilis est si grave (Cochinchine, Inde), sont dans un état misérable permanent, sous l'influence de cachexies endémiques, adonnés souvent à l'alcoolisme, et ce sont toutes ces causes qui viennent influencer défavorablement la syphilis, ainsi qu'il résulte des observations rapportées plus loin.

Quant à l'influence du froid, est-elle aussi fâcheuse qu'on l'a dit ? Dans les zônes froides : Islande, Iles Feroë, la syphilis est presque inconnue ; à Terre-Neuve, en Sibérie, au Groënland, elle est peu grave. Si dans ces climats elle s'est montrée plus grave parmi les voyageurs de nos pays, il faut l'attribuer aux fatigues, à l'alimentation mauvaise, à la débilité générale.

3° *Influence de l'âge.*

Cette influence est des plus importante dans l'étude de la syphilis grave. Si en effet chez l'adulte, on voit la plupart du temps survenir une réaction salutaire, il n'en est pas de même chez le vieillard.

Ici les affections syphilitiques emprunteront leur caractère au terrain sur lequel elles vont se développer c'est-à-dire à la constitution des malades et à l'état de la peau sur laquelle elles s'établiront.

La constitution du vieillard est affaiblie, détériorée par l'âge, la peau a perdu sa vitalité, souvent elle est altérée par des eczémas, des varices ; alors les ulcérations auront de la tendance à s'étendre, le pus sera de mauvaise nature. Rien n'arrêtera, dans sa marche destructive, ce travail ulcératif, aucune réaction, ni locale, ni générale ne le limitera. La constitution est épuisée, sans forces, les parties ulcérées, désorganisées, sans vitalité, rien ne s'oppose à la destruction ; de plus la suppuration est un nouveau sujet d'épuisement pour une constitution déjà épuisée.

Toutes ces conditions réunies ne peuvent qu'aggraver la syphilis du vieillard et l'on est étonné de voir émettre des opinions contraires. Nous rapportons ici le résultat des observations du Dr Sigmund, mais nous le ferons suivre de celles du Dr Dulac aux conclusions duquel nous pensons devoir nous rattacher.

Le professeur Sigmund (Wien méd. 1879 wochenschrift), après une observation prolongée pendant plusieurs années, a résumé l'histoire de syphilis contractées dans un âge avancé. Pour lui, cette période commence après 45 ans chez la femme et 55 ans chez l'homme. Il a recueilli 118 observations : voici ses conclusions.

La période d'incubation est plus longue que chez les jeunes gens.

L'induration n'apparaît qu'après quatre, cinq, et six semaines, de même pour l'adénite.

Les accidents consécutifs apparaissent après des intervalles plus considérables que chez les jeunes gens.

Les éruptions externes et internes de la première période apparurent après trois ou quatre semaines et souvent après quatre ou cinq mois.

Après trois ou quatre mois surviennent l'érythème circiné, les papules, les plaques muqueuses de l'anus, des bourses, des grandes lèvres, des poussées secondaires survinrent même après des années.

Les éruptions des périodes récentes furent rarement caractérisées par des tubercules, ou exsudats profonds ; plus fréquemment au contraire par des lésions superficielles peu destructives.

Les éruptions secondaires se firent sans fièvre, mais souvent on constata de l'insomnie, des vertiges, de l'amaigrissement, de la céphalalgie, jamais d'attaques épileptiformes.

Sur quarante-trois malades observés pendant un an, la moitié furent exempts des éruptions cutanées autres que la roséole et les plaques muqueuses de la bouche.

Chez quarante-un, les papules, pustules, tubercules se montrèrent et se prolongèrent comme chez les jeunes gens. Il est à remarquer que les ongles, les cheveux ne parurent pas influencés.

Les gommes n'apparurent dans aucun cas. On ne voit pas, en un mot, de trouble marqué de la nutrition.

Dans aucun cas, il n'y eut de carie des os, du nez, des mâchoires, des cartilages du larynx.

Dans les cas relativement rares où se montrèrent des lésions nutritives profondes, cela fut d'un pronostic grave surtout lorsqu'il s'agissait de personnes affaiblies déjà et de peu de résistance constitutionnelle.

D'une façon générale, et le professeur Sigmund insiste plusieurs fois sur ce point, l'affection présenta une marche plus prolongée, plus traînante qu'à un âge moins avancé ; cependant 40 fois sur 100 la maladie s'éteignit sans autre manifestation après le développement de l'adénite et de la roséole, grâce sans doute au traitement et aussi à une heureuse prédisposition.

Le point principal à retenir de ce mémoire est donc la bénignité très grande que Sigmund, contrairement à l'opinion acceptée, attribue à la syphilis contractée à un âge avancé.

A côté de cette opinion du Dr Sigmund, il est bon de voir celle du Dr Dulac. Dans sa thèse, Paris 1878, il a cherché à démontrer, en se fondant sur un grand nombre de faits observés et soigneusement analysés, que la syphilis contractée au dessus de cinquante ans et surtout de soixante ans était presque toujours beaucoup plus grave que celle qui est prise dans les conditions ordinaires. La raison de ce fait résiderait, d'après lui, dans la moindre résistance du vieillard, dans cet état de débilitation qui le met dans la même situation vis-à-vis de la vérole que l'alcoolisme ou toute altération antérieure de la santé. Quoi qu'il en soit, cette influence de l'âge se montre dès le début dans l'évolution même du chancre. Celui-ci est assez souvent phagédénique et présente toujours une certaine gravité soit par ses complications, soit par sa durée. Cette même influence se retrouve dans les symptômes généraux qui précèdent l'éruption des accidents secondaires. En effet, tandis que ces phénomènes sont ordinairement légers et peuvent même passer inaperçus chez l'adulte, chez le vieillard ils sont quelquefois assez sérieux pour éveiller l'idée d'une fièvre grave.

Dans ces circonstances, la précocité de l'éruption des accidents secondaires est aussi un caractère de cette variété de syphilis ; les accidents sont graves, les éruptions généralisées et confluentes ; les lésions s'accompagnent souvent de lymphites profondes et d'adénopathies considérables. Enfin on a noté que dans quelques cas, les éruptions étaient hémorrhagiques, ce qui semble indiquer une altération du sang très grande. Comme les différents accidents, les lésions syphilitiques de l'œil paraissent évoluer avec une rapidité particulière chez les gens avancés en âge et elles sont d'ailleurs assez fréquentes chez eux.

Quand on arrive aux accidents tertiaires, on observe des faits analogues. Au lieu de trois ou quatre ans de répit que la vérole laisse pour le moins à ses victimes, l'intervalle le plus long entre le chancre et les lésions tertiaires est d'un an. D'après les observations de M. Dupouy, ces accidents marchent aussi plus rapidement ; ce qui fait qu'on peut dire que la vieillesse paraît imprimer à la vérole un caractère qui fait qu'elle a une tendance à parcourir toutes ses périodes en un temps fort court. Mais en outre ces accidents tertiaires entraînent souvent la cachexie, sont rebelles au traitement et capables de récidiver facilement. Les lésions nerveuses syphilitiques sont aussi graves et fréquentes chez le vieillard ; enfin, fait qu'il faut rapprocher des précédents, l'existence de la syphilis, chez un vieillard, donne une gravité très grande à toutes les affections intercurrentes.

4° La cause contaminante exerce-t-elle une influence sur les symptômes de la syphilis.

M. le professeur Fournier, dans son traité de la syphilis, émet cet avis que rigoureusement cela serait possible, mais cela, dans l'état actuel de la science, n'est rien moins que prouvé. Il n'a pas vu, ajoute-t-il, de grandes différences entre la vérole née du chancre et celle née d'un accident secondaire, « même je puis affirmer, dit-il, que cette dernière, en mainte et mainte occasion, s'est présentée à moi sous une allure grave avec les manifestations les plus alarmantes. Un grand nombre des contagions ne se fait pas par le chancre, et un grand nombre de syphilis graves et tertiaires précoces succèdent à des contaminations résultant d'accidents secondaires et même à la suite de la vaccine.

Les moyens de contamination sont excessivement variés.

Les plaques muqueuses tiennent le premier rang après le chancre par contact direct ou indirect, il suffit que le virus puisse pénétrer. On l'a remarqué dans le pansement des plaies, par suite de l'usage d'objets domestiques, en buvant dans le même verre, par un baiser.

Le Dr Ory, dans sa thèse, 1875, cite le cas d'un homme qui se présenta à M. Besnier. Il portait toute sa barbe pour dissimuler un bouton induré qui n'était autre chose qu'un chancre. Coupé par son perruquier, il avait une plaie au menton, et dans ces conditions avait eu des rapports *ab ore* avec sa maîtresse.

En 1871 (Hardy), une femme contracta un chancre de l'avant-bras droit en portant un enfant syphilitique ayant des plaques muqueuses à l'anus.

La syphilis a été transmise et par le cathétérisme de la trompe d'Eustache fait avec des instruments contaminés, et par la transplantation des dents et par la vaccine. Quelquefois il en est résulté des accidents bénins, mais d'autres fois ils furent très graves, ainsi qu'il résulte d'une observation recueillie par M. Ory, dans le service de M. Vidal.

Il s'agit d'une jeune couturière, Marie M..., âgée de 25 ans, qui se fait vacciner à l'Académie de Médecine vers la fin de décembre 1872. Sur six piqûres il s'éleva cinq boutons. Vers le 15 janvier ces boutons grossissent, s'ulcèrent, en même temps elle a des douleurs atroces de tête, des douleurs ostéocopes des jambes, bras, clavicules, plus d'appétit, plus de sommeil, elle garde le lit. En février, du rupia se déclare sur ses jambes, elle a de la fièvre. On la traite par l'iodure de potassium, 4 gr., frictions d'onguent mercuriel, huile de foie de morue, vin de gentiane. Elle entre à l'hôpital le 14 septembre 1873, le mieux se continue pendant plusieurs mois, et le 3 février la malade se lève, puis le 6 mars une nouvelle poussée de rupia. Le 8 avril l'affaiblissement est notable. Les accès de fièvre sont fréquents. On suspend l'iodure de potassium jusqu'au 2 juillet. Il existe une ulcération au talon gauche, large comme une pièce de cinq francs. Septembre 1874, on soupçonne des habitudes de masturbation. En mars 1875, l'amélioration est notable, la défiguration est horrible, elle reste fille de service dans la salle, il persiste encore un ulcère au niveau de l'omoplate.

Ainsi que nous le disions plus haut les causes les plus diverses peuvent transmettre la vérole, et quelle que soit cette cause, il peut en résulter une syphilis normale grave.

Richerand (1) donne l'observation d'un homme qui gagne la syphilis, en mettant à sa bouche un porte-plume qu'une autre personne venait de tenir à la bouche quelques ins-

1. Richerand. — *Nosographie.* Tome I, page 454.

tants auparavant. M. le Dr Galippe a appelé l'attention sur la transmission de la vérole par les jouets d'enfants. Le marchand et les clients essayent tour à tour les jouets avant de les vendre ou de les acheter, on a vu la syphilis transmise par une brosse à dents, par un scarificateur. Tous ces faits ne sont pas rares, et il en résulte quelquefois une syphilis grave.

5° *Influence du mode de contagion et du siège du chancre.*

Quel que soit le mode de contagion, la syphilis peut se montrer normale ou anomale, bénigne ou grave. Si donc l'on voit survenir une syphilis grave, avant d'accuser le mode de contagion ou le siège de chancre, il vaut mieux interroger les antécédents et les conditions hygiéniques du malade. Parmi les sièges insolites du chancre, on peut citer ceux du mamelon et de la bouche. On en a vu bien ailleurs et il n'y a pas, je crois, d'endroit du corps où on n'en ait vu.

Toutefois ceux du mamelon sont fréquents, principalement chez les nourrices allaitant des enfants porteurs de plaques muqueuses.

Hunter rapporte l'observation d'une nourrice qui contracte un chancre du mamelon. Les accidents graves tertiaires se montrèrent de bonne heure et causèrent la mort.

De même dans le service de M. le Dr Martineau, une nourrice qui avait contracté un chancre du sein, eut une syphilis anomale grave. Mais ici il faut tenir compte de l'état physiologique des nourrices, de l'état puerpéral par lequel elles sont encore influencées, de même que chez les femmes enceintes, il faut tenir compte de l'état de grossesse.

Dans l'observation suivante, on peut attribuer la gravité à la fatigue, à l'affaiblissement dus à l'allaitement. Une mère de famille allaitant l'enfant d'une voisine contracte un chancre, bientôt elle ressent de toutes parts des douleurs lancinantes, une éruption générale secondaire apparaît, le traitement mercuriel essayé est mal supporté, enfin il y a amélioration. Trois ans après elle accouche d'un enfant qui vit six semaines atteint de syphilis infantile héréditaire avec desquamation épidermique. Cet enfant confié à une nourrice l'infecta et on vit paraître chez elle des maux de tête, des maux de gorge, des ulcérations des mamelles. Les os du nez, du palais, s'exfolient et la mort survient par consomption.

Toutefois le siège du chancre n'est pas toujours indifférent. Ainsi, bien que le chancre de la bouche en lui-même n'ait pas de caractères spéciaux déterminant des accidents graves, il peut en entraîner quelquefois, il agit d'une façon mécanique, par gêne de la mastication, les mouvements des mâchoires sont embarrassés, il y a inflammation périphérique, le malade mange peu ou évite de manger, il y a une plaie qui suppure, le pus peut être absorbé. C'est une cause de dyspepsie et d'auto-infection septicémique.

Il en est de même pour le chancre de la lèvre, quelquefois il en résulte des accidents graves comme le relate cette observation. Thèse du Dr Ory.

La nommée S..., âgée de 23 ans, domestique, contracte la syphilis en buvant dans le verre d'une amie atteinte de plaques muqueuses de la bouche. Le père de cette jeune fille est mort poitrinaire. Elle-même est chloro-anémique. Elle travaille et se fatigue beaucoup. Vers le mois de mai 1873, elle contracte un chancre de la lèvre supérieure, il était resté induré et s'accompagnait d'un gonflement mono-ganglionnaire du côté gauche sous la mâchoire.

Première hémorrhagie, le 2 mai. Vers le 18 mai, elle est admise à l'Hôtel-Dieu. Une deuxième hémorrhagie très abondante se produit, le sang jaillissait avec force par jets saccadés : compression, perchlorure de fer. Dès ce moment, elle ne mangeait plus, n'avait plus de sommeil, restait étendue dans son lit. Trois semaines après, troisième hémorrhagie plus durable, affaiblissement tel qu'au moindre mouvement il y a syncope.

Elle dut garder le lit jusqu'en octobre 1873. Le chancre se phagédénisait, détruisant presque toute la lèvre supérieure et la cloison du nez, la roséole paraît pour disparaître vite sans laisser de traces, puis en octobre se montre une éruption de boutons qui s'ulcèrent. Pas de plaques muqueuses à la vulve, l'anus, au voile du palais. En janvier 1874 le front porte des croûtes épaisses, il existe de l'œdème généralisé au membre inférieur gauche, la maigreur est extrême : régime tonique.

Poids 35 kil. le 26 février 1874.

38 kil. 500 en avril.

Elle pesait auparavant 67 kil.

Après un mois de Vésinet elle pèse 48 kil. Elle rentre à l'hôpital le 1er septembre 1874. En juin 1875 l'amélioration a persisté.

Ici le siège du chancre a influé sur les accidents consécutifs à cause des hémorrhagies dues à l'érosion de la coronaire labiale.

Les exemples de chancre buccal ou labial sont fréquents. En mai 1875 un mari porteur d'un chancre à la lèvre supérieure donne à sa femme, alors sa fiancée, un chancre de la lèvre inférieure.

6° *Influences de la force du virus.*

Tous les individus atteints de syphilis ne présentent pas

des accidents d'intensité, de fréquence, de gravité identiques, on a voulu l'interpréter en disant que la gravité de la syphilis dépendait de la force du virus. On a rappelé alors les descriptions des désordres causés par la syphilis au xve siècle. En effet, dans Fracastor, Vigo, Ambroise Paré on voit la vérole revêtir des caractères de gravité qu'elle acquiert rarement aujourd'hui, d'où on pourrait conclure que le virus syphilitique a perdu de sa force. MM. Rollet, Hardy, Béhier ne sont pas de cet avis et attribuent cette gravité des accidents aux conditions dans lesquelles se trouvaient les constitutions. On voit, en effet, la syphilis revêtir sa forme grave chez des individus placés dans de mauvaises conditions hygiéniques.

Au xve siècle ces conditions individuelles étaient mauvaises et Fracastor qui observait des cas de syphilis grave en Italie, dit qu'à ce moment l'Italie entière, par suite de l'invasion des armées du roi de France, était plongée dans le deuil et la désolation (1).

Ce qui tend à prouver que la gravité des accidents syphilitiques ne dépend pas de la force du virus, c'est que le même virus détermine sur deux individus, une syphilis faible chez l'un, grave chez l'autre.

Ces deux observations de Diday viennent à l'appui de ces faits :

Un homme robuste contracte la vérole et contamine sa femme. Bénigne, chez l'homme, elle guérit vite ; la femme ne guérit qu'après sept ans, malgré un traitement méthodique et après des accidents variés.

1. Fracastor. Trad. par A. Fournier, 1870.

Autre observation :

Un marchand contracte la vérole, la transmet à sa femme ; elle guérit en un an chez la femme, chez le mari elle est grave et tenace, avec récidives.

7° *Influences propres à l'individu.*

Ces influences, qui sont les plus importantes de toutes, sont nombreuses et viennent souvent s'ajouter les unes aux autres, ainsi qu'il résultera des quelques observations qui suivent.

Pour expliquer l'anomalie de la syphilis et sa gravité, il faudra invoquer ou l'alcoolisme, ou l'état de maladie du sujet atteint, son âge (nous en avons déjà parlé) ou bien les fatigues de toutes sortes, excès de travail ou autres ; les privations, la misère, une mauvaise nourriture, une mauvaise hygiène, ou encore l'influence de causes morales, le chagrin ; ou d'autres fois encore, l'absence de traitement ou surtout la présence d'une maladie constitutionnelle préexistante, telle que la scrofule, la tuberculose, l'arthritis, la chlorose. En effet, tous ces facteurs vont concourir pour aggraver le pronostic et le rendre plus incertain et plus sombre, par suite des complications qui pourront surgir.

OBSERVATIONS

Observation I

Syphilis anomale grave précoce.
Observation personnelle, publiée dans l'*Union médicale* du 16 octobre 1880.

P... (Hyacinthe), âgé de 25 ans, ouvrier typographe, salle Saint-Charles, nº 12 (hôpital Saint-Louis). Service du Dr Guibout.

Antécédents. — Son père est mort, en 1869, d'une fluxion de poitrine. Sa mère existe encore, ainsi qu'un frère et une sœur, qui sont bien portants. C'est ce qui reste de onze enfants, les autres sont morts en bas âge.

Vers l'âge de 11 ans, notre malade fut atteint, dit-il, de douleurs rhumatismales. Il n'a jamais été malade depuis cette époque.

Arrivé à Paris en 1874, il travaillait du métier de typographe, quand, vers la fin du mois de février 1880, il gagna trois chancres, deux à la verge, un sur le gland. Entré dans le mois de mars à l'hôpital du Midi (service du docteur Mauriac), ces chancres, après examen, furent déclarés chancres mous et traités comme tels (pansement au vin aromatique, puis poudre d'iodoforme). Au bout de trois semaines, la guérison se faisant attendre, et quelques modifications étant sans doute survenues dans l'état de ces chancres, ils furent déclarés mixtes, puis enfin indurés et soumis au traitement antisyphilitique : onguent napolitain, cautérisation ; à l'intérieur, pilules de proto-iodure de mercure de 3 centigrammes ; la dose fut portée jusqu'à 5 centigr. par jour. Une gingivite survint, mais céda vite à un traitement approprié. Au bout de six semaines, la guérison étant complète, le malade sort de l'hôpital et reprend son état de typographe jusqu'à sa nouvelle admission à l'hôpital Saint-Louis, le 9 juillet. Depuis sa sortie de l'hôpital du Midi, il n'y a pas eu absence complète de manifestations syphilitiques, et il faut y rattacher des douleurs sourdes dans les articulations, dans les bras, dans les jambes, principalement au niveau de la crête des tibias. A ce sujet, notre malade alla consulter un médecin spécialiste et ces douleurs disparurent après quelques jours de traitement. Ce fut d'ailleurs le seul qu'il suivit jusqu'à son arrivée dans le service du docteur Guibout. Pendant ce temps, il continuait toujours son métier de typographe, qui était très-pénible. Dormant à peine, il se fatiguait beaucoup, obligé de passer une partie des nuits à travailler.

Vers le commencement de juin (trois mois après l'apparition des chancres), des boutons s'élèvent sur la peau d'abord des bras, puis des jambes, puis enfin un peu partout. Ces boutons étaient rouges, suivis bientôt de pustules. L'un occupait la partie centrale, plus volumineux que ceux qui l'entouraient Ces boutons se transformèrent vite en ces croûtes épaisses, crustacées, d'un noir verdâtre, rappelant la couleur du bronze florentin, caractéristiques du rupia syphilitique.

Le 9 juillet, à son entrée dans le service, le malade est dans un état cachectique très prononcé : la peau est sèche, flétrie, terreuse; l'amaigrissement est manifeste, la teinte jaune paille. La constitution entière est affaiblie, et ce jeune homme de 25 ans paraît bien en avoir 35. De plus, inappétence, insomnies, épistaxis abondantes et multiples, jusqu'à cinq par jour. La langue sale dénote un mauvais état de l'estomac. Aussi avant de commencer toute médication qui n'aurait pu être supportée et eût aggravé la situation, on prescrit un vomitif et deux purgations, puis le malade est soumis à un traitement reconstituant : vin de quinquina, vin de gentiane, vins de Bagnols, de Bordeaux, potion strychninée.

Après quinze jours de ce traitement, simplement reconstituant, on soumet le malade au traitement antidiathésique : 1 pilule de protoiodure de 3 centigrammes; 1 gramme d'iodure de potassium.

L'appétit est revenu ; la langue est fraîche ; la médication est bien supportée ; l'état général s'améliore.

Quant aux croûtes de rupia, elles sont toujours là (30), larges comme de belles écailles d'huîtres et disséminées ainsi qu'il suit :

	Dimensions		
Membres inférieurs. Jambe gauche : 3 sur la face interne.	3 c.	sur	3 c.
— 1 — externe.	8	—	6 »
— Jambe droite : 1 sur la face externe.	petite		
Tronc. En avant : 1 sous la clavicule gauche	6 c.	sur	8 c.
1 à droite du nombril	3	—	4 »
En arrière : 4 en croix, région cervico-dorsale	3	—	4 »
1 sur l'épaule droite, très large	12	—	12 »
1 en avant de la précédente	8	—	10 »
Les deux formant bretelle.			
Cou : 1 en arrière, région externe droite	3	—	3 »
Mâchoire : 1 en arrière, à droite	3	—	3 »
Tronc : 1 large empiétant sur le cuir chevelu	6	—	6 »
Tête : 3 sur le cuir chevelu	3	—	3 »
Orbite : 1 à l'angle extrême de l'arcade orbitaire droite	3	—	3 »
Bras gauche : 6 disséminées	2/2	—	4/4 »
Bras droit : 4 volumineuses disséminées	5	—	5 »

Le 12 août. — Quelques-unes de ces croûtes soulevées par le pus sous-jacent et par le fait de la cicatrisation qui se fait sous elles grâce au traitement, tendent à se détacher et commencent à glisser de leur siège.

Pendant tout le cours du mois d'août l'amélioration a continué, les croûtes sont tombées de jour en jour laissant sous elles une peau parfaitement cicatrisée.

Le 6 septembre. — La guérison peut être déclarée comme définitive ; les croûtes disposées en bretelle sur l'épaule droite, les plus larges de toutes, sont tombées, il n'en reste plus que quelques-unes dans le cuir chevelu, et leur siège explique la difficulté qu'elles ont à se détacher, formant avec les cheveux une sorte de feutrage épais.

Dans cette observation comme dans les deux suivantes on touche du doigt la cause de la gravité de la syphilis. Elle est manifeste, évidente. Elle se montre aussitôt que le traitement cesse, que les forces sont surmenées, que la constitution est affaiblie et détériorée et que le malade se trouve au milieu de conditions fâcheuses contraires à une saine hygiène et aux exigences de la diathèse qu'il a contractée.

Observation II

Syphilis anomale, dite maligne, galopante, précoce, tirée des *Leçons Cliniques sur les maladies de la peau* (Guibout).

La malade couchée au n° 59 de la salle Henri IV (hôpital Saint-Louis) est couturière. Sa constitution est lymphatique et anémiée, sa nourriture, son logement laissent beaucoup à désirer. Plusieurs chancres primitifs, quatre ou cinq, se déclarèrent à la fois sur les grandes lèvres et un sixième à la fourchette. Elle ne les soigna pas, elle n'en continua pas moins ses occupations ordinaires ; au bout de douze ou quinze jours d'existence, le chancre de la fourchette se phagédénise. La malade effrayée entra à l'hôpital quelques jours après. Quand nous la vîmes pour la première fois, vingt ou vingt-cinq jours après l'apparition des chancres primitifs voici quels étaient les accidents locaux : quatre ou cinq chancres parfaitement caractérisés étaient placés en regard les uns des autres à la partie externe et inférieure des deux grandes lèvres. L'un de ces chancres avait une base manifestement indurée ; en écartant la vulve on constatait une vaste ulcération chancreuse, irrégulière dans ses contours, à bords tranchants, à fond grisâtre, qui avait détruit tout entière l'entrée du vagin et largement entamé la face interne des deux grandes lèvres ainsi que la cloison recto-vaginale. C'était bien incontestablement un chancre phagédénique, aussi le caractère malin s'était déclaré au début en transformant un chancre ordinaire en un chancre phagédénique. Plus tard, vingt jours après son entrée à l'hôpital, c'est-à-dire *six semaines après l'apparition* des chancres se manifestèrent sous forme maligne aussi les premiers accidents diathésiques (bulles, ulcérations, croûtes de rupia sur le front, le cuir chevelu, les joues, le nez, le dos et les cuisses).

Cette malade succomba au bout de six à sept mois de poussées successives, dans la fièvre hectique, le marasme, l'épuisement.

Observation III.

Syphilis anomale grave, tardive.
(Guibout, leçon sur les maladies de la peau).

Il s'agit d'un jeune officier, M. X...., qui avait gagné en province un chancre infectant suivi, aux époques habituelles d'éruption, d'une roséole et d'une syphilide papuleuse. Il vint à Paris où il fut soigné par le traitement ordinaire et quand il regagna sa ville de garnison, les accidents cutanés étaient en pleine décroissance et la santé générale dans l'état le plus satisfaisant. Deux mois plus tard il revenait à Paris, méconnaissable, amaigri, les forces complètement dégradées, pouvant à peine se tenir et quitter son lit, avec une fièvre intense et continuelle, une inappétence absolue, des vomissements, une insomnie persistante, une vaste ulcération pharyngienne et de nombreuses ulcérations et croûtes de rupia au cuir chevelu, au front sur les joues, à l'avant bras gauche, sur les cuisses, à la région lombaire.

Observation IV

Syphilis anomale, grave, précoce.

Jeune homme de vingt-cinq à trente ans, couché au n° 56, de la salle Saint-Charles (hôpital Saint-Louis) garçon fort, vigoureux, d'une bonne constitution, employé à l'actroi ; il reçut en temps opportun pour son chancre primitif les soins de M. le docteur Renault et malgré un traitement très convenable il vit apparaître les accidents graves de rupia six semaines après l'apparition du chancre.

A quelle cause ici attribuer la gravité des accidents? Peut-être, dit Dr Guibout, à une certaine disposition idiosyncrasique toute spéciale à sa constitution. La syphilis a pu trouver chez lui un terrain si bien fait pour elle, si favorable à son développement, si plantureux qu'elle y poussa avec une rapidité, une intensité, une puissance d'expansion tout exceptionnelles. Peut-être aussi cet homme absorba-t-il une quantité de virus syphilitique si considérable que sa constitution s'en trouva profondément imprégnée, en quelque sorte saturée, et alors les acccidents toxiques au lieu d'être comme dans les cas ordinaires, lents et bénins dans leur manifestation, se produisirent au contraire avec une acuité, une gravité et une énergie en rapport avec la quantité de poison absorbé. Telles sont les deux explications, plus ou moins satisfaisantes qui ont été proposées, pour interpréter, au point de vue étiologique des cas analogues à celui de ce malade. Si dans certains cas, l'anomalie et la gravité se rattachent manifestement à une santé générale mauvaise, à une hygiène déplorable, à une médication mal conduite, il est aussi des cas dans lesquels cette cause nous échappe et nous réduit à chercher dans des considérations conjecturales ou hypothétiques. C'est également ce qui a lieu pour le malade dont l'observation suit :

Observation V

Recueillie dans le service de M. le professeur Mathieu au Val-de-Grâce.

M. Claude, âgé de 24 ans, soldat au 131e régiment de ligne, entre à l'hôpital le 25 décembre 1879, salle 32, lit 23.

Cet homme, cordonnier avant son incorporation, est de constitution médiocre, tempérament lymphatico-sanguin. Rien de particulier dans ses antécédents héréditaires ou personnels. Il contracte un chancre dans le mois de septembre, ce chancre siégeait dans la rainure balano-préputiale, il s'est montré après trois semaines d'incubation et fut accompagné d'une pléiade ganglionnaire inguinale double.

Vers le 15 novembre apparaissent des éruptions cutanées sur les bras et le dos. C'étaient, dit-il, de petits boutons qui se sont réunis pour former des ulcérations, les lésions se sont multipliées, elles se sont développées ensuite sur les jambes, les cuisses, la face, etc. D'abord il fut traité à l'infirmerie du régiment par la liqueur de wan Swieten, il suivit ce traitement cinquante-cinq jours, puis fut envoyé à l'hôpital de Couloumiers. Là les lésions se sont multipliées malgré le traitement mercuriel et après un séjour de vingt-deux jours à l'hôpital de Couloumiers, il fut évacué sur le Val-de-Grâce où il arriva le 24 décembre 1879. A ce moment existait une éruption de rupia extrêmement intense. En allant de haut en bas, on lui trouvait des croûtes abondantes dans les cheveux. Elles étaient confluentes surtout au niveau du pariétal gauche. Les cheveux tombaient en grand nombre. Engorgement ganglionnaire cervical postérieur.

Le dos est parsemé de vastes cicatrices, couleur jambon.

La face présente un aspect repoussant, on trouve des croûtes épaisses jaune verdâtre, à la racine du nez, sur la face dorsale de cet organe, au niveau du pli labio-génial, de même sur les joues, le front; outre ces croûtes, on trouve quelques traces d'ulcérations cicatrisées.

La face antérieure de la poitrine est recouverte des mêmes taches; sur la face antéro-externe de la jambe droite, au niveau du 1/3 moyen on trouve une vaste ulcération de 10 cent. de long sur 8 de large. Elle est peu vivace, taillée à pic.

Sur la face antérieure de la cuisse du même côté, se trouve une tumeur (gomme) du volume d'un œuf du pigeon, tumeur n'adhérant pas à la peau.

État général très-mauvais. Malade très amaigri.

Traitement iodure de potassium 4 grammes. Vin de quinquina. Pansement des plaies au perchlorure en fer. Lotions alcalines sur le cuir chevelu, alimentation abondante.

Janvier. — L'état général s'améliore. La tumeur gommeuse disparaît, les autres accidents diminuent, les ulcérations changent d'aspect, surtout celle de la jambe. On applique de la glycérine sur la face pour faire tomber les croûtes.

Février. — Le malade continue à s'améliorer, la marche de la syphilis semble arrêtée, il y a encore de la diarrhée qui cède vite au bismuth, une bronchite gagne vers le 10, se dissipe en quelques jours.

L'alopécie est de plus en plus marquée.

27 février. — On cesse les lotions alcalines du cuir chevelu pour les remplacer par des applications de pommade à l'oxyde de zinc.

5 mars. — La plaie de la jambe va de mieux en mieux. On remplace le pansement au perchlorure de fer par un autre fait de coton hydrophile et d'alcool.

10 mars. — L'état général est aussi bon que possible. La face s'est détergée, les croûtes sont tombées presque toutes, il n'en reste plus que quelques-unes sur le front vers la queue du sourcil gauche.

15 mars. — Le malade va de mieux en mieux, la plaie de la jambe est presque entièrement cicatrisée.

Avril. — Le mieux continue.

27 mai. — Le malade n'a rien eu jusqu'ici du côté des muqueuses. On trouve deux plaques muqueuses en voie d'évolution commençante dans la rainure interfessière. Rien à la langue, rien à la gorge, l'appétit est bon.

Août. — La plaie de la jambe n'est pas encore cicatrisée, les bourgeons charnus sont petits, décolorés, le pus séreux, de mauvaise nature (poudre d'amidon).

L'iodure de potassium est toujours continué à l'intérieur (3 grammes) vers la fin du mois d'août la suppuration est tarie, une croûte épaisse se forme.

Septembre. — Dès les premiers jours de septembre la croûte tombe ramollie par des cataplasmes. Le 12 la cicatrisation est complète, le malade va partir en convalescence.

Observation VI

Syphilis anomale grave tardive.

Résumé. — Union médicale 6 décembre 1873, recueillie par Renault, interne de M. Hilairet à Saint-Louis.

L. F. B..., 37 ans, confiseur, entre le 17 juin à l'hôpital Saint-Louis.

A 17 ans a contracté des chancres et une blennorrhagie dont l'incubation n'a pas dépassé quarante-huit heures. Il les tenait de la première femme avec laquelle il avait eu des rapports, car il s'est écoulé un intervalle de plusieurs mois entre le dernier coït et le précédent.

Traitement des ulcérations et blennorrhagie, par la méthode Raspail c'est-à-dire sans mercure. Le tout disparaît en trois semaines.

Quatre années se passent sans accidents. Il se marie à 21 ans, a un garçon bien portant, âgé actuellement de 17 ans, toujours bien portant.

En 1870. — Douleurs vagues dans l'articulation, la nuit surtout, à intervalles variables, il *les place sur un logement très humide* qu'il occupe depuis trois ans avant la guerre.

Il reste à Paris pendant le siège et la Commune sans accidents.

En mars 1872. — Tumeur indolente au sommet du sternum, la peau rougie, indurée laisse à nu une surface grisâtre à pus sanieux. D'autres semblables se développent sur le sommet de la tête, au creux de l'estomac, au-dessus du sourcil droit, même évolution ; les côtes et les os s'hypertrophient en divers points. Céphalalgie intense avec redoublement nocturne. Le malade inquiet et désespérant de guérir sans un traitement approprié, entre à Saint-Louis.

A son entrée, on aperçoit les traces des syphilides ulcéreuses guéries sur le vertex. Une ulcération au-dessus du sourcil droit. Cicatrices au sommet du sternum, du creux épigastrique ; même apparence unie, violacée.

Tumeurs multiples sur la tête. L'une placée sur la droite du front est une exostose du frontal, grosseur d'une noisette, d'autres sur le vertex, une autre tumeur occupe la région thoracique latérale droite et gauche des parois formées par l'hypertrophie de plusieurs côtes, impossibilité de retrouver au niveau les espaces intercostaux, état général assez satisfaisant, face pâle, appétit bon.

Traitement. — KI 4 gr. tisane salsepareille, trois bains sulfureux par semaine. Sorti le 14 juillet sur sa demande, en voie d'amélioration très avancée. Conclusion : Pas d'accidents secondaires.

Cullerier avait émis une opinion opposée, disant que les accidents tertiaires n'arrivaient pas sans accidents secondaires, dans les syphilis non traitées par le mercure.

En effet s'il y a traitement par le mercure, la maladie est troublée dans son évolution, les accidents secondaires modifiés ou atténués peuvent manquer.

Une syphilis abandonnée à elle-même évolue ordinairement avec rapidité. Les accidents tertiaires arrivent dans la deuxième ou troisième année.

Desprès dit que ces malades seraient atteints généralement de syphilides tuberculeuses en groupe ou tuberculo-ulcéreuses ; il cite en particulier un homme qui présenta un ulcère phagédénique de la jambe quarante ans après une blennorrhagie accompagnée de chancre.

La maladie semble attendre une occasion favorable pour reparaître. On peut attribuer chez notre malade les gommes et exostoses à l'absence de tout traitement mercuriel, mais il est présumable que les excès alcooliques énormes auxquels il s'est livré pendant près de vingt ans ont dû jouer un rôle très actif sur la production des accidents en débilitant singulièrement la force de résistance de l'organisme.

La syphilis est d'autant plus bénigne que le sujet contaminé est dans les meilleures conditions de santé, c'est un fait d'observation journalière.

Toutefois Diday croit qu'il y a des idiosyncrasies réfractaires et cela d'après des expériences d'inoculation tentées vainement sur des sujets ayant déclaré n'avoir jamais eu la vérole.

Ce qui est hors de doute c'est l'influence des habitudes passées et actuelles de l'individu contaminé. Ces influences peuvent se contrarier ou s'ajouter, de là le caractère de bénignité ou de gravité.

Observation VII

Syphilis contractée en Cochinchine par un français alcoolique. Service de M. Besnier 1874

Le nommé P..., Jean contracte un chancre le 3 mars 1870 dans un rapport avec une cambodgienne. Il a habité huit ans le pays, il gagnait suffisamment, avoue avoir bu beaucoup de vin; quelquefois trois ou quatre verres d'absinthe ou vermouth et tous les jours un petit verre d'eau-de-vie le matin. Il fut traité par un herboriste chinois. Trois mois après le chancre, des ulcérations avaient apparu aux jambes. En décembre 1872 ressentant des douleurs, il consulte un médecin de marine à Saïgon. On lui prescrit du mercure et de l'iodure de potassium. Bientôt surviennent de la dysenterie, une périostite frontale, une exostose au cubitus droit.

Le 1er février 1873 il change de climat, une amélioration se produit.

De mai à décembre 1874, les douleurs ostéocopes reparaissent ; en septembre de la même année ulcération du nez, perte de la narine gauche.

Entré à l'hôpital Saint-Louis il fut traité avec succès par le sirop de Gibert, les bains sulfureux, l'huile de foie de morue, les pilules de Vallet et l'iodure de potassium.

Observation VIII

Syphilis contractée au Caire par un scrofuleux alcoolique
(Thèse du Dr Ory).

L... Adolphe, 25 ans, artiste, gagne la syphilis en février 1872 au Caire avec une jeune Ethiopienne. Le chancre apparut au bout d'un mois accompagné de roséole, suivie d'impétigo. Attaché au théâtre du vice-roi d'Égypte, il mena une vie agitée, fit des excès de boissons, vin, bière, absinthe. Après avoir gagné la syphilis il reste deux mois au Caire, passe à Alexandrie, puis revient en France en avril 1872. En mai il entre dans le service de M. Simonnet où il reste trois mois ; l'état cachectique est très prononcé, l'amaigrissement est considérable. Le malade était porteur de larges boutons à croûtes verdâtres qui ont laissé des cicatrices lisses, arrondies. En 1873 une récidive de rupia apparaît, suivie d'une nouvelle amélioration. Après les fatigues d'une ournée en Normandie (Alençon, Hâvre) une nouvelle récidive de rupia survient et le malade entre dans le service du Dr Besnier.

Observation IX

Syphilis contractée au Mexique par un alcoolique.

V..., 36 ans, typographe, habita longtemps le Mexique. En 1864 il contracta la syphilis avec une jeune Mexicaine. Jusqu'en 1867 la santé fut bonne. A ce moment il boit beaucoup d'eau-de-vie, habitude contractée au Mexique.

Pendant la traversée du Mexique en France, qu'il fit pendant l'hiver 1867, il fut pris de douleurs ostéocopes. A son arrivée à Brest, il fut admis à l'hôpital ; survint bientôt une pustule sur la lèvre supérieure : elle fut le point de départ d'une syphilide serpigineuse. L'état général était mauvais.

. . . . .

Observation X

Syphilis contractée en Cochinchine. — Accidents tardifs graves. — Alcoolisme. — Lymphatisme. — Fièvre intermittente. — Fatigue.

L... André, 34 ans, est traité en 1865 pour un chancre à l'hôpital de Saïgon (pas de boisson).

24 *janvier* 1868. — Il quitte la Cochinchine. Douleurs vagues dans les membres en 1869. Ablation du testicule droit, devenu très volumineux, par B. Anger (ulcération circinée, jambe droite).

Depuis quinze mois qu'il est à Paris, il se livre à la boisson.

En 1874, il est traité par M. Lallier pour des accidents ulcéreux syphilitiques qui disparaissent par l'iodure de potassium.

Charretier, il travaille seize à dix-huit heures par jour et continue à boire.

En juillet 1877, il se plaint de douleurs ostéocopes qu'il ressent depuis trois mois. Ostéo-périostite de la région malaire. Ulcérations sur l'épaule, sur la fesse droite, sur la poitrine au niveau de la cinquième côte gauche, une autre sur le cou de pied.

Comme on le voit par les observations précédentes, des causes multiples concourent à l'évolution anomale de la syphilis.

Sur 30 observations consignées en tableau dans sa thèse, Ory a trouvé, comme cause de l'anomalie et de la gravité de la syphilis :

Lymphatisme et scrofule	13 cas	
Alcoolisme	15 »	dont 14 hommes.
Fatigue et misère	23 »	
Chagrins	9 »	
Convalescence de maladies graves.	4 »	

Ces causes, naturellement, sont associées les unes aux autres et contribuent à la gravité.

Sur ces 30 malades, il y avait 20 hommes et 10 femmes, d'où il résulterait que la syphilis anomale grave est plus fréquente chez l'homme que chez la femme.

Au sujet des conditions particulières à chaque individu, voici ce que pense Trousseau : Quand la syphilis atteint un individu en état de santé apparente, les tendances pathologiques de l'organisme atteint se montrent, en général, en donnant à la syphilis un aspect et une marche spéciale. C'est pour cette raison que l'on voit les scrofuleux avoir plus fréquemment que d'autres des syphilides ulcéreuses et suppuratives, les goutteux, des syphilides tuberculeuses, les dartreux, des syphilides irritables, de traitement difficile.

CHAPITRE VI

DIAGNOSTIC

La diathèse syphilitique ordinairement lente et chronique peut, comme nous l'avons vu, prendre les allures les plus vives, les plus aiguës et suivre la marche la plus précipitée, elle peut, en un mot, devenir anomale ; au lieu de rester limitée à un petit nombre de régions, de ne troubler que légèrement la santé générale, il peut n'en être pas ainsi. La syphilis anomale grave se reconnaîtra à ces caractères : à des manifestations multiples généralisées, vient s'ajouter un état général des plus mauvais, la cachexie syphilitique se manifeste, le facies est abattu, les yeux éteints et cernés, la peau sèche, chaude, décolorée, la langue sèche, rouge à la pointe, et sur ses bords couverte d'un enduit jaune verdâtre, épais, l'haleine est nauséeuse, les forces déprimées, la faiblesse excessive, un sentiment indéfinissable de prostration et de malaise, inappétence complète, dégoût pour les aliments, diarrhée, en même temps, pouls rapide, petit, fièvre intense et continuelle, insomnie causée et par la fièvre et par les douleurs résultant du décubitus sur les parties ulcérées.

On pourrait confondre, dit Dubuc, cette affection avec la morve. La marche rapide et, dans tous les cas, les résultats de l'inoculation dans cette dernière maladie établiraient vite le diagnostic. La gale compliquée d'ecthyma et d'ulcération a été notée comme pouvant être confondue avec la syphilis anomale grave : le prurit, les lieux d'élection et la bonté de l'état général suffiraient pour la faire reconnaître.

Quant à la variole, c'est au début seulement qu'on pourrait accepter cette supposition, nous n'en parlerons que pour mémoire, car il nous semble qu'elle a des caractères assez faciles à constater pour que la confusion soit impossible à un observatenr attentif.

CHAPITRE VII

PRONOSTIC

Si le pronostic de la syphilis, même dans sa forme la plus vulgaire et la plus bénigne est toujours sérieux, à plus forte raison le sera-t-il dans sa forme anomale grave. Ici tout doit inspirer les inquiétudes les plus fondées. Considérez d'abord l'état général, cette fièvre continuelle, cette excessive faiblesse, cette prostration des forces, ce trouble profond des fonctions digestives, cette abolition de l'appétit, cette langue sèche, cette diarrhée, n'y a-t-il pas là déjà de quoi compromettre sérieusement la vie du malade. Voyez ensuite les lésions cutanées, ces croûtes hideuses couvrant une partie de la tête, de la face, du corps, des membres et cachant autant d'ulcérations qui produisent un pus sanieux de mauvaise nature dont l'abondance épuise les malades et dont la puanteur constitue pour eux une atmosphère fétide, au milieu de laquelle ils s'empoisonnent eux-mêmes, par la respiration incessante des exhalaisons les plus viciées et les plus nauséeuses. Songez que chacune de ces ulcérations au moindre frottement, au moindre contact irritant, est le siège de douleurs intenses qui deviennent intolérables et arrachent des cris, quand le poids du corps vient à porter sur les surfaces ulcérées, en rendant tout repos et tout sommeil impossibles. De ce côté n'y a-t-il pas encore pour le pronostic les signes les plus fâcheux? Il est vrai que l'affection est encore plus effrayante que périlleuse, car une fois la période aiguë passée, les symptômes graves s'amendent assez facilement sous l'influence du traitement et la guérison quoique lente peut persister. Toutefois les cas de mort ne sont pas rares. Notre maître, M. Guibout, en 1874 a perdu un malade par cachexie; Dubuc cité aussi deux cas de mort : l'nn par pneumonie, l'autre par cachexie.

CHAPITRE VIII

TRAITEMENT DE SYPHILIS ANOMALE GRAVE

Avant de parler du traitement de la syphilis anomale grave, nous avons encore à nous occuper des deux questions suivantes :

1° Peut-on prévoir la syphilis anomale grave ?

2° La gravité peut-elle être due au traitement ? doit-on traiter la syphilis à son début ?

PREMIÈRE QUESTION

Peut-on prévoir la syphilis anomale grave ?

Généralement on admet que la gravité des accidents consécutifs est en rapport avec la gravité des accidents primitifs, mais cette opinion, vraie dans un certain nombre de cas, ne doit pas être érigée en loi. En effet une syphilis bénigne non traitée peut après dix, quinze, vingt ans exposer à des accidents très redoutables. M. Broadbent a établi que les individus qui sont le plus exposés aux accidents du système nerveux sont ceux chez qui les symptômes secondaires ont été transitoires ou légers, et M. Fournier a remarqué aussi que les cas de syphilis cérébrale les plus graves, les cas rapidement mortels avaient le plus souvent succédé à des syphilis primitivement bénignes et non traitées en raison même de leur apparente bénignité. Tout au plus pourrait-on, sous le rapport de la bénignité ou de la gravité, établir une relation entre les accidents initiaux et ceux qui leur succèdent immédiatement.

Par exemple un chancre phagédénique donne ordinairement des accidents graves d'emblée, mais ce rapport pour être fréquent n'est pas constant et la plupart du temps, il est beaucoup plus vrai de dire que la gravité de la syphilis dépend du terrain. Le chancre phagédénique ne résulte pas toujours de la contagion d'une syphilis grave ; il peut dériver aussi bien de la contagion d'une syphilis moyenne ou même bénigne.

C'est ainsi que dans trois cas, M. Fournier a pu remonter par la confrontation des malades à l'origine de chancres phagédéniques et justement dans ces trois cas, les syphilis d'où dérivaient ces chancres étaient des syphilis ordinaires, n'offrant aucun accident phagédénique. Un maçon ayant une femme enceinte, prend un petit chancre absolument bénin et il ne présente d'autres accidents qu'une roséole légère et quelques plaques muqueuses. La femme est contaminée et chez elle se développent les accidents les plus graves ; c'est d'abord un chancre phagédénique horrible, puis deux mois après se produisent sur différents points du corps des ulcérations affreuses envahissant tous les tissus jusqu'aux muscles et aux os, et à la suite desquelles cette malheureuse perd le nez, une partie du maxillaire supérieur, etc., etc. M. Fournier a vu deux autres cas du même genre.

En résumé, il n'y a pas de rapport constant à établir entre la qualité du chancre et la qualité des accidents ultérieurs. Tout ce qu'on peut dire c'est ceci : Les premiers accidents qui suivent un chancre de forme ulcéreuse ou phagédénique sont très habituellement des accidents plus ou moins graves, les premiers accidents qui suivent un chancre bénin sont très habituellement des accidents de forme bénigne, mais il est impossible d'aller plus loin et de rien préjuger pour un avenir plus ou moins éloigné.

DEUXIÈME QUESTION

La gravité peut-elle être due au traitement? Doit-on traiter la syphilis à son début?

Il est fort possible qu'au début historique de la syphilis la thérapeutique alors employée a été pour quelque chose dans la gravité de la maladie. N'est-il pas vraisemblable, dit A. Fournier, que tombée aux mains des empiriques et tourmentée par les médications les plus déraisonnables, la syphilis dut alors revêtir une exagération artificielle et présenter par le fait même du traitement une gravité particulière. Je crois volontiers, ajoute l'auteur, que le mal français reprendrait de nos jours son intensité originelle, s'il venait à être soumis de nouveau aux pratiques folles des médications du xve siècle. Mais aujourd'hui ce n'est plus possible de prétendre comme l'admet A. Després (*Traité théorique et pratique de la syphilis*, 1873) que le virus syphilitique ne produit ni syphilides, ni périostites, ni caries, ni nécroses, que c'est le mercure qui occasionne la plupart des accidents qu'on rapporte au mercure. En effet, dans certains pays où le mercure est inconnu, les périostites, les caries syphilitiques sont plus communes que chez nous (Ch. Blanc en Abyssinie), en France même on trouve ces mêmes affections chez des malades qui n'ont jamais fait usage de mercure. Ce qui est vrai c'est que la syphilis peut guérir spontanément sans donner lieu aux accidents tertiaires. Si on pouvait au début distinguer celles des syphilis qui seront faibles de celles qui seront fortes, on pourrait épargner aux malades l'ennui d'un traitement, mais malheureusement il n'en est rien et si nous voulons nous renseigner sur la marche des accidents dans les syphilis naturelles et dans celles qui ont été traitées, écoutons les conclusions suivantes d'un travail que le Dr Jullien a présenté au Congrès de Lyon en 1872.

1° *Vérole naturelle, non traitée*

1° C'est en moyenne au bout de quatre ans qu'une syphilis livrée à sa marche naturelle arrive à la période tertiaire (cinquante-neuf observations).

2° Quand une vérole est livrée à sa marche naturelle, c'est durant les quatre premières années que les affections tertiaires, surtout celles du système osseux, sont à redouter. Elles sont alors en effet très sérieuses et très fréquentes. Passé ce temps les accidents sont aussi rares que bénins.

3° En général c'est à des accidents graves tertiaires que conduisent des chancres graves.

D'autre part, d'après les comparaisons établies sur plusieurs centaines d'observations, il arrive aux conclusions suivantes :

a. — La concordance entre les trois périodes ne se rencontre que dans un nombre restreint de faits et vise surtout des cas bénins.

b. — Les chancres primitifs bénins sont suivis avec une égale fréquence d'accidents secondaires et tertiaires soit graves, soit bénins.

c. — La gravité de l'accident primitif implique le plus souvent celle des tertiaires sans que les secondaires y participent invariablement.

d. — La bénignité des secondaires ne préjuge en aucune façon celle des tertiaires.

e. — Les accidents secondaires graves présagent généralement des accidents tertiaires de même intensité.

2° *Syphilis traitées au début, ab initio.*

L'apparition des accidents tertiaires n'arrive en moyenne qu'au bout de 7 ans, ce sont des accidents du système osseux principalement. Donc le mercure retarde l'apparition des accidents tertiaires.

Ici la conclusion (*b*) est vraie.

Syphilis traitées a secondariis

Conclusion. — Attendre pour mercurialiser une vérole qu'elle soit arrivée à son second acte, c'est hâter l'apparition du troisième.

a. — C'est en général au bout de trois ans que surviennent les manifestations tertiaires d'une vérole mercurialisée *a secundariis.*

b. — Ces manifestations, toutes choses égales d'ailleurs, se montrent, quelle que soit l'époque à laquelle elles apparaissent, plus graves que celles qui atteignent les véroles non mercurialisées ou celles qui l'ont été *ab initio*.

c. — La gravité de la période secondaire implique presque sûrement celle de la tertiaire.

DE LA THÉRAPEUTIQUE DE LA SYPHILIS ANOMALE GRAVE

Comme jusqu'ici, aucun signe ne permet de distinguer au début les véroles qui seront faibles de celles qui seront fortes et qu'on ne peut dire qu'après de longues années seulement qu'une syphilis a été bénigne ; comme d'autre part l'absence de traitement peut être fatale où du moins avoir de graves conséquences, et puisqu'il est reconnu qu'un traitement fait avec méthode et prudence n'a jamais d'inconvénients, si l'on veut se mettre en garde contre la syphilis anomale grave, il faut au début même commencer le traitement, mais il faut qu'il soit bien fait. Voici celui que recommande M. le professeur Fournier, après s'être assuré naturellement du bon état des voies digestives comme au début d'une médication quelle qu'elle soit.

On donne le mercure deux mois. On arrête alors pour un mois ou six semaines. Puis, alors même qu'il n'est pas venu d'accidents nouveaux on reprend le traitement pour le même temps et ainsi de suite. En moyenne le traitement doit durer deux ans, quatorze mois de repos mêlés à dix mois de traitement ; ce n'est qu'à la fin du traitement, vers la deuxième année qu'on peut associer l'iodure de potassium. Il faut du reste traiter concurremment les symptômes divers. Les toniques, une bonne alimentation, les bains de mer, une vie calme et régulière faciliteront la guérison.

Voici la méthode de traitement qu'emploie le Dr Martineau.

La *première année* il prescrit : Pendant trois à quatre mois le mercure, suivi pendant trois à quatre mois par l'iodure de potassium. Il reprend pendant deux mois le mercure, suivi pendant deux mois de l'iodure de potassium. Puis il prescrit un mois de repos.

La *deuxième année.*	La *troisième année.*
1 mois, mercure	1 mois, mercure
2 mois, iodure de potassium	2 mois, iodure de potassium
2 mois, repos	3 mois, repos
1 mois, mercure	1 mois, mercure
3 mois, iodure de potassium	2 mois, iodure de potassium
3 mois, repos.	3 mois, repos et sulfureux.

C'est pendant le stade de repos de la deuxième année qu'il commence le traitement par les sulfureux. Aux gens fortunés, il prescrit une cure de trois semaines à un mois à Luchon (Haute-Garonne) ou à Aix (Savoie) ; aux autres, des bains sulfureux et en boisson de l'eau sulfureuse, telle que celle de Challes, eau sulfureuse sodique et bromo-iodurée. Qu'il reparaisse ou non des manifestations syphilitiques, il soumet les malades à la troisième année de traitement.

Si à la suite de la troisième année il survient de nouvelles manifestations, on recommence le traitement de la troisième année.

M. le Dr Martineau insiste particulièrement et avec raison sur diverses indications qut sont exigées par le terrain sur lequel la syphilis anomale se trouve implantée, il faut tout en faisant le traitement antisyphilitique prescrire un traitement en rapport avec la maladie constitutionnelle.

Si la syphilis grave est alliée à la scrofule, ce qui arrive souvent, il faut donner avec le traitement spécifique le fer, les amers, l'huile de foie de morue, le sirop et le vin antiscorbutique, les préparations d'or.

On conseillera en même temps les eaux sulfureuses, celles de Challes ou celles de Bourboule arsenicales ou chlorurées. Le malade les prendra de préférence pendant le stade de repos ou pendant l'administration de l'iodure de potassium. Si la syphilis se développe sur un malade atteint d'herpétisme, vous ordonnez en même temps que le traitement antisyphilitique les préparations arsénicales. Vous prescrirez pendant le repas dans un verre d'eau rougie une cuillerée à soupe de la solution suivante : Eau 300 gr. arseniate de soude 20 centigrammes, ou bien les eaux de la Bourboule, d'Uriage, de Saint-Gervais, de Saint-Honoré. Si le malade est chlorotique ou anémique, on emploie les ferrugineux et les amers, les eaux ferrugineuses de la Bauche, d'Orezza, de Spa, les eaux ferrugineuses et arsenicales de Bussang et surtout de Sylvanes. Aux syphilitiques arthritiques, vous recommandez les eaux bicarbonatées sodiques. Aux eaux fortes de Vichy et de Vals, vous préférez les eaux bicarbonatées et ferrugineuses de Royat (source Saint-Victor et de Saint-Nectaire) (source Rouge). Le malade prendra ces eaux pendant les stades de repos.

Ces deux traitements donnent de bons résultats. Le

mercure et l'iodure de potassium font la base du traitement. Les accidents que peut amener le mercure sont le ptyalisme, la gingivite et des troubles digestifs, on évite la stomatite en le suspendant dès que la bouche se prend. Pour le faire tolérer par le tube digestif, on pourra l'associer à l'opium, proportionner les doses à la tolérance de l'estomac et varier la médication. Dans les cas rares où il n'est pas supporté du tout, recourir aux frictions, aux fumigations, aux injections sous-cutanées (nous reparlerons plus loin de ces dernières). Le mercure ne produit la chloro-anémie que si on en abuse : en le prescrivant comme le font MM. les Drs Fournier, Martineau, on n'aura pas à craindre ces inconvénients. Une syphilide qui durerait cinq ou six mois disparaît en quelques semaines sous l'influence du mercure 95 fois sur 100. Le mercure, s'il n'atteint pas la diathèse, l'atténue considérablement et chaque récidive est plus bénigne. Les frictions ont l'inconvénient d'être malpropres et d'amener rapidement la gingivite. Si on fait trois frictions par semaine, il faut en même temps donner un gargarisme, à l'alun et au chlorate de potasse.

A l'intérieur, le sublimé est de mauvais goût et donne souvent des douleurs d'estomac, on le prescrit de 1 à 3 centigrammes en pilules ou liqueur de Van Swieten de 5 à 30 grammes par jour dans du lait, du gruau, du thé.

Le proto-iodure est bien préférable à la dose de 8 à 10 centigrammes en pilules.

Si malgré le traitement qu'on aura fait subir au malade tel que le veulent MM. Fournier et Martineau, on voyait survenir une syphilis anomale grave (ce qui serait, je crois, excessivement rare) ou si on avait à traiter une syphilis anomale grave d'emblée ayant été traitée déjà ou non traitée, alors c'est ici qu'il faut beaucoup de tact médical et de science clinique.

Il faut ici envisager, non pas seulement la maladie, mais plutôt encore peut-être le malade. Les conseils suivants que donne le Dr Guibout ne sauraient trop être mis en pratique : Dans les applications thérapeutiques il faudra tenir compte non pas seulement de la nature de la maladie, mais d'abord et avant tout de l'état général du malade, des désordres généraux, des troubles fonctionnels, du degré de fièvre et de prostration des forces dont on le verra atteint. Ainsi il faudra bien se garder de prescrire tout de suite les spécifiques, le mercure et l'iodure de potassium ; sans doute, ces médicaments sont indiqués par la maladie mais ils sont en même temps contre indiqués par l'état du malade ; avec une fièvre aussi intense, avec de pareils troubles gastro-intestinaux, ils ne seraient pas supportés et ne feraient qu'aggraver les accidents. Oubliez qu'il s'agit de la syphilis et pour commencer, allez au plus pressé, préoccupez-vous de remplir les indications si importantes posées par le déplorable état général des malades, placez-les avant tout dans des conditions hygiéniques les meilleures possible, faites-leur respirer un air pur, grâce à une ventilation bien dirigée ; débarrasssez-les de l'odeur fétide qu'ils dégagent par la plus minutieuse propreté, par des lotions fréquentes, par des bains aromatiques, alcooliques, savonneux ; soumettez-les à l'action vivifiante du soleil et de l'air extérieur en les faisant porter et en les laissant séjourner au dehors aussi longtemps que la température le permettra. Donnez des lavements émollients, astringents, opiacés, en même temps efforcez-vous de relever les forces pas les toniques les mieux choisis, par du vin généreux, du vin de quinquina, du bouillon, du jus de viande, de la viande crue, on pourra faire prendre tous les jours une potion composée de :

Cognac vieux	50 grammes.
Sirop de quinquina.	50 —
Eau distillée de menthe	120 —

Prescrivez les tisanes aromatiques ou amères, telles que les infusions de camomille, d'angélique, de feuilles d'oranger, de petite centaurée ; les macérations de quinquina, de quassia, ne négligez pas les eaux minérales gazeuses et reconstituantes, telles que les eaux de la Bauctre, de Marcols, d'Orezza, coupées avec du Spa, du vin de Bordeaux ou des sirops de quinquina, d'écorce d'orange amère, de gentiane, etc. Immédiatement avant les repas qui seront aussi réparateurs que possible, comme moyen de relever, de faciliter les fonctions digestives et d'arrêter les vomissements, administrez la strychnine sous la forme suivante :

Eau distillée	120 grammes.
Sulfate de strychnine	2 centigr.
Sirop de menthe	30 grammes.

Faite prendre une cuillerée à soupe de cette potion avant chacun des repas ; ou bien donnez, si vous l'aimez mieux, dans un quart de verre d'eau froide et au moment de manger une cuillerée à café de l'élixir stomachique amer de Stoughton ; ou bien encore dans une cuillerée d'eau froide, une ou deux gouttes de la teinture amère de Baumé.

Tous les thérapeutes sont d'accord sur ce point, à savoir que le traitement doit d'abord être hygiènique. Nous trouvons en effet dans le traité de thérapeutique de notre maître M. le Dr Ferrand : « Le régime doit être tonique autant que possible dans les limites où il n'est pas excitant, les eupeptiques sont des plus utiles, les toniques fixes et les astringents conviennent très bien. Leur indication et prise dans l'état du malade bien plus que dans le caractère des symptômes ; l'acuité de ces derniers ne contre indique l'usage des toniques qu'autant que les malades ont une force suffisante de réaction.

On voit souvent en effet des accidents dont la faiblesse du sujet semble faire l'acuité, céder aux toniques mieux qu'aux altérants. M. le Dr Ferrand cite un cas où Ricord faisait suspendre le traitement spécifique pour prescrire le traitement tonique, chez un malade atteint de ce qu'il qualifiait une vérole, du xv° siècle, tant les accidents étaient graves et la constitution du malade épuisée. Parmi les autres conseils : une aération largement entendue, un exercice musculaire suffisant combiné avec le sommeil et le repos complet de la nuit, tous ces éléments aussi bien que le traitement moral doivent concourir à restaurer le plus possible les forces physiologiques du malade pour le mettre en état de lutter favorablement contre l'effort morbide et élever leur puissance, s'il est possible autant, où elles suffiront à détruire le virus, on à l'éliminer, ou tout au moins à en annihiler les conséquences. »

Il va sans dire, qu'on, proscrira tout excès alcoolique, ou vénérien comme capable de rendre à l'évolution pathologique, son effervescence et d'affaiblir la réaction.

Sous l'influence de ce régime hygiénique et reconstitutant, vous pourrez voir l'état général s'amender, la fièvre diminuer, le sommeil revenir, les forces se relever, l'appétit se réveiller; ce sera le moment, tout en continuant le même régime, d'y adjoindre les spécifiques. Il s'agit d'accident ulcéreux, l'iodure de potassium est indiqué, 50 centigrammes en solution aqueuse en mangeant d'abord à un repas, puis, à mesure que l'estomac et l'intestin s'y habitueront, à deux repas et ensuite aux trois repas, sans dépasser cette dose.

Si les malades le préfèrent, donner en dehors des repas, l'iodure de potassium dissous, dans du sirop d'écorce d'oranges amères, ou mieux dans le produit de la distillation concentrée de la salsepareille : faites prendre chaque jour trois grandes cuillerées de cette liqueur de salsepareille contenant chacune 50 centigrammes d'iodure de potassium.

Si on n'a pas affaire à des accidents tertiaires, tout en employant l'iodure de potassium on peut donner le mercure. On fait prendre au malade tous les jours une pilule contenant :

Protoiodure de mercure. . .	3 centigrammes
Extrait de gentiane.	10 centigrammes
Extrait d'opium.	1 gramme.

Ainsi donc pour traitement interne, des toniques, des reconstituants d'abord; puis les spécifiques que nous adjoindrons aussitôt qu'ils pourront être supportés et que le terrain aura été suffisamment préparé pour les recevoir. Vous continuerez les analeptiques concurremment avec les spécifiques. Ainsi le fer, le quinquina seront très utilement administrés en même temps que le mercure, que l'iodure de potassium et qu'une nourriture aussi réparatrice que possible.

Quant au traitement externe, vous le ferez consister :

1° En soins de la plus exquise propreté, lotions et bains répétés ;

2° Vous respecterez les croûtes qui sont pour les ulcérations sous-jacentes des organes d'isolement et de protection ;

3° Si elles se détachent avant la cicatrisation parfaite des ulcérations pansez ces ulcérations si elles sont de mauvaise nature avec des topiques excitants doués de propriétés modificatives, telles que l'onguent thyrax, les poudres de charbon végétal porphyrisé, de quinquina, de camphre, d'iodoforme, la teinture d'iode convenablement étendue, le vin aromatique, l'alcool camphré.

Quelquefois on se trouvera bien des émollients ; ainsi des cataplasmes de fécule bien cuits, réduits en gelée ou de la pulpe de pomme de terre ou de carottes crues et fraîchement râpées avec laquelle on recouvrira les surfaces ulcérées : tels sont les moyens de traitement avec lesquels on pourra quelquefois guérir cette forme si grave de la syphilis.

Nous ne saurions terminer sans parler d'un traitement qui n'a pas encore dit son dernier mot et qui dans l'affection qui nous occupe, pourra, à notre avis, donner d'excellents et de prompts résultats.

Nous voulons parler de la médication par les injections

sous-cutanées préconisée par M. le Dr Martineau. Ce mode de traitement n'est pas nouveau. Dès 1854 le professeur Scarenzio de Pavie injecte du calomel. En Angleterre, Barclay-Hill, en 1866, injecte du sublimé. En Allemagne G. Lewen en 1868 emploie le sublimé dissous dans l'eau. En France, Hardy institue ce même traitement mais ces différentes expériences durent être abandonnées par suite de la douleur, des abcès, des eschares que déterminaient ces injections. Liégeois, en 1869, communique à la Société de chirurgie une série de résultats satisfaisants obtenus en employant une solution :

Eau distillée.	90	grammes
Sublimé.	20	centigrammes
Chlorhydrate de morphine. . . .	10	—

Malgré cela on n'était pas encore à l'abri des accidents. M. Miahle en effet venait de démontrer que les injections sous-cutanées d'une solution de bi-chlorure de mercure ne pouvaient être absorbées qu'après avoir fait subir aux matières albuminoïdes contenues dans le tissu cellulaire une modification telle qu'il se produit aux dépens de ces éléments un véritable albuminate de mercure capable d'être absorbé directement.

La coagulation ainsi obtenue dans le tissu cellulaire serait la cause principale de la douleur, de la formation de nodosités ou même de la mortification des tissus. Il était donc rationnel d'employer en injections une solution d'albuminate de mercure capable d'être absorbée directement (M. Terrillon, *Bulletin de thérapeutique*, 1880).

Malgré ce progrès, il survient encore des accidents, et c'est pour cela que M. Martineau a expérimenté une nouvelle solution dite peptone mercurique ammonique dont il a retiré et retire encore tous les jours les meilleurs résultats. En voici la composition :

Bichlorure de mercure	10 grammes.
Peptone sèche de Catillon . . .	15 —
Chlorure d'ammonium pur . . .	15 —

Avec cette solution on prépare :

Solutions pour injections hypodermiques.

1° Peptone mercurique ammonique . .	0 gr. 40 cent.
Eau distillée	30 gr.

Cette solution représente 4 milligrammes de sublimé par injection d'une seringue renfermant 1 gr. 20 centigr.

Cette préparation se garde bien quelques jours.

La suivante est plus stable :

2° Peptone mercurique ammonique. .	0 gr. 40 cent.
Eau distillée	25 gr.
Glycérine neutre.	6 gr.

Même dosage que le n° 1.

La préparation suivante peut être considérée comme tout à fait stable :

Glycérine neutre.	36 gr.
Peptone mercurique ammonique.	0 gr. 40 cent.

Même dosage que les n°s 1 et 2.

M. le Dr Martineau se proposant d'étudier cette question des injections mercurielles sous-cutanées au point de vue principalement de la thérapeutique de la syphilis anomale grave, alors qu'il est urgent de ne pas retarder la médication a fait tout d'abord des essais sur des cas de syphilis ordinaires. Les résultats obtenus consignés, dans un mémoire communiqué à la Société médicale des hôpitaux, 23 juin 1881, étaient des plus satisfaisants, le nombre des injections était alors de 751, et aucun accident ne s'était produit après l'injection de 3, 4 et même 5 milligrammes de sublimé. De nouvelles expériences ont été faites et M. le Dr Martineau a donné à la Société médicale des hôpitaux, le 14 octobre 1881, lecture d'un deuxième mémoire sur le même sujet.

Il a expérimenté sur six nouvelles séries de malades et a porté la dose quotidienne de sublimé jusqu'à 10 milligrammes. Il a employé, jusqu'à ce jour, ce mode de traitement chez cent-soixante-douze malades et a pratiqué 3.838 injections depuis le 12 avril.

M. Martineau formule les conclusions suivantes : 1° Le bichlorure de mercure associé à la peptone sèche, suivant la formule de M. Delpech, et employé en injections hypodermiques, ne donne lieu à aucun accident local, ni phlegmons, ni eschares, si l'injection est faite dans le tissu cellulaire sous-cutané. Les nodosités parfois observées sont le résultat d'injections défectueuses intradermiques ; elles disparaissent d'ailleurs rapidement ; 2° ces injections ne sont pas douloureuses lorsqu'elles sont bien faites ; elles ne le deviennent que chez les malades qui présentent un nervosisme exagéré, ou lorsque la pointe mal acérée de l'aiguille dilacère les tissus dans lesquels elle pénètre ; 3° on n'observe, même avec une dose quotidienne de dix milligrammes, ni salivation, ni stomatite, s'il n'existe pas antérieurement une inflammation des gencives causée par le tartre dentaire, l'usage du tabac, etc. M. Martineau rappelle à ce propos l'observation du malade atteint de syphilis anomale dont a parlé M. Blachez dans la séance du 8 juillet. Ce malade a été soumis, depuis le 30 août, aux injections de peptone mercurique ammonique à la dose progressive du 2 milligrammes et demi, puis 3, puis 4 et 5 milligrammes ; malgré son incroyable intolérance à l'égard des sels de mercure, il n'a présenté aucun accident de stomatite pendant toute la durée du traitement ; il est aujourd'hui presque entièrement guéri ; 4° l'emploi des injections de peptone mercurique n'empêche nullement de donner aux malades, par la voie stomacale, les préparations destinées à combattre la scrofule ou l'arthritis sur lesquelles est venue se greffer la syphilis ; 5° cette méthode donne des résultats plus prompts et plus énergiques que les procédés ordinaires, à dose égale de sel mercurique. Elle agit rapidement sur les lésions secondaires, même anomales, et aussi sur les accidents tertiaires ; 6° l'absorption du sublimé par la voie hypodermique, incontestable en présence des faits cliniques, est démontrée chimiquement par l'analyse des urines pratiquée suivant un nouveau procédé par M. Ormezano, interne en pharmacie à l'hôpital de Lourcine.

M. Martineau a également employé la peptone mercurique glycérinée par la voie stomacale. Il a administré journellement de une à deux cueillerées à café de la solution suivante : peptone mercurique ammonique, 1 gramme ;

glycérine pure, 50 grammes ; eau distillée, 200 grammes. L'action thérapeutique, bien moins prompte que celle des injections, n'a pas paru plus rapide que celle des autres préparations mercurielles, mais les malades n'ont pas éprouvé le dégoût, de nausées, de saveur métallique, ni d'accidents gastro-intestinaux comme il s'en montre fréquemment avec la liqueur de Van Swieten.

CONCLUSIONS :

1° La dénomination de syphilis anomale grave doit remplacer le terme impropre de syphilis maligne.

2° La syphilis anomale grave a existé depuis les premiers temps de la syphilis.

3° Elle existe dans tous les pays, le climat n'a pas d'influence spéciale sur son développement.

4° La gravité ne dépend ni de la force du virus, ni du siège du chancre initial, elle réside toute dans le terrain sur lequel la syphilis s'est implantée.

5° Tout en tenant compte des maladies constitutionnelles préexistantes et qu'il faut traiter concurremment vu l'état grave des malades, le traitement le plus rapide est le meilleur. Si on échoue avec le traitement habituel, qui, comme nous l'avons indiqué, doit être mixte, on pourra actuellement avoir recours au traitement que préconise M. le Dr Martineau, par les injections mercurielles sous cutanées. Ce traitement donne en effet actuellement de bons et rapides résultats ; mais avant de l'établir comme seule méthode thérapeutique de la syphilis anomale grave, il est bon de voir ce qui résultera de l'expérience poursuivie pendant de longues années.

INDEX BIBLIOGRAPHIQUE

E. Guibout. — Leçons cliniques sur les maladies de la peau.

Kaposi. — Leçons sur les maladies de la peau. Traduction par E. Besnier et Doyon (Paris, 1881).

A. Fournier. — Recherches sur l'incubation de la syphilis (1865).

E. Ory. — Recherches cliniques sur l'étiologie de la syphilis maligne galopante. Thèse de Paris, 1878.

Folin et Duplay. — Traité de pathologie externe. Tome I.

Cornil. — Leçons sur la syphilis, 1879.

Bazin. — Traité de la syphilis.

A. Després. — Traité théorique et pratique de l'infection purulente syphilitique.

Martineau. — Leçons sur la thérapeutique de la syphilis, 1880.

Martineau. — Des injections sous-cutanées de peptone mercurique ammonique dans le traitement de la syphilis (Société médicale des hôpitaux, juin 1881).

L. Colin. — Dictionnaire encyclopédique des sciences médicales, art. : morbidité militaire.

Fonssagrives. — Dict. encycl. des sciences médicales, art. climat.

L. Colin. — Traité d'épidémiologie.

Laveran. — Maladies et épidémies des armées.

Richerand. — Nosographie. 1 vol.

Trousseau et Pidoux. — Traité de thérapeutique.

A. Ferrand. — Traité de thérapeutique.

Progrès médical. — Société médicale des hôpitaux (28 nov. 1877).

France médicale. — De la syphilis maligne précoce (Gougenhein), 5 mars 1881.

Fracastor. — (La syphilis 1530), traduction par A. Fournier.
A. Fournier. — Leçons sur la syphilis des femmes. Paris 1873.
A. Dechambre. — Dictionnaire encyclopédique des sciences médicales, art. malignité.
Lancereaux. — Traité de la syphilis. Paris 1866.

Imp. A. Derenne, Mayenne. — Paris, boulevard Saint-Michel, 52.

www.ingramcontent.com/pod-product-compliance
Ingram Content Group UK Ltd.
Pitfield, Milton Keynes, MK11 3LW, UK
UKHW020327250726
13967UKWH00004B/1904

9 782011 945686